新编护理学
理论与临床实践

主编 王迎春 孙晋密 刘 岩 朱淑敏 谢海丽

中国出版集团有限公司

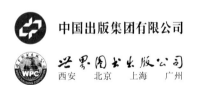
世界图书出版公司
西安 北京 上海 广州

图书在版编目（CIP）数据

新编护理学理论与临床实践/王迎春等主编.—西
安：世界图书出版西安有限公司，2023.8
ISBN 978-7-5232-0843-4

Ⅰ.①新… Ⅱ.①王… Ⅲ.①护理学 Ⅳ.①R47

中国国家版本馆CIP数据核字（2023）第189358号

书　　名	新编护理学理论与临床实践
	XINBIAN HULIXUE LILUN YU LINCHUANG SHIJIAN
主　　编	王迎春　孙晋密　刘　岩　朱淑敏　谢海丽
责任编辑	岳姝婷
装帧设计	济南睿诚文化发展有限公司
出版发行	世界图书出版西安有限公司
地　　址	西安市雁塔区曲江新区汇新路355号
邮　　编	710061
电　　话	029-87214941　029-87233647（市场营销部）
	029-87234767（总编室）
经　　销	全国各地新华书店
印　　刷	山东麦德森文化传媒有限公司
开　　本	787mm×1092mm　1/16
印　　张	11
字　　数	215千字
版次印次	2023年8月第1版　2023年8月第1次印刷
国际书号	ISBN 978-7-5232-0843-4
定　　价	128.00元

编委会

◎ **主　编**

王迎春　孙晋密　刘　岩　朱淑敏

谢海丽

◎ **副主编**

韩笑笑　张燕霞　赵丽丽　薛　岚

石　娜　靳　冲　郑金英

◎ **编　委**（按姓氏笔画排序）

王迎春（滨州市中医医院）

王晓娇（乳山市人民医院）

石　娜（湖北省宜城市人民医院）

朱淑敏（菏泽市中心医院）

刘　岩（枣庄市山亭区人民医院）

孙晋密（山东省枣庄市峄城区中医院）

杨园媛（江山市人民医院）

张燕霞（阳光融和医院）

郑金英（江山市人民医院）

赵丽丽（新疆医科大学第三临床医学院）

梁　燕（巴中市中心医院）

韩笑笑（金乡县人民医院）

谢海丽（山东省巨野县中医医院）

靳　冲（河北省中医院）

路　静（泰安市中心医院）

薛　岚（济宁市第二人民医院）

前言
FOREWORD

护理学是医学领域中一门将自然科学和社会科学相结合的综合性学科,其任务是促进健康、预防疾病,使患者恢复健康、减轻痛苦。具体地说,就是帮助健康者保持和增进健康;患病者减轻痛苦,增加舒适和恢复健康;伤残者达到最大程度的功能恢复;临终者得以安宁去世。在现代社会中,护理学是医学的重要组成部分,其角色和地位更是举足轻重,护理工作直接关系到医疗服务的质量,关系到患者的生命安危。

护理工作体现在临床医学的各个方面,尤其是一些治疗性工作,都必须通过护理实现和完成。例如,护士需要定期巡视病房,在患者病情发生变化时,护士是最早的发现者,特别是在护理危重患者时,护士更是第一线的"哨兵",他们随时注意着病情的变化,直接掌握着疾病的每一步进展与转归,能够为医生作出下一步治疗方案提供准确、及时的信息。由此,为帮助广大临床护理人员进一步学习理论知识和实践操作技能,更好地与医师合作,我们编写了这本《新编护理学理论与临床实践》。

本书主要是结合我们长期的实践和研究,对一些临床疾病护理的关键性问题提出可供大家参考的观点和做法。首先,讲述了护理学基础内容,希望能对护士的基本操作起到一定的指导作用;然后,详细地讲解了各科室疾病的护理,强调了个体化护理的重要性。本书内容丰富,易懂易学,适合各级医院的护士学习使用。

我们在深入临床实践之余,怀揣着对护理事业的满腔热忱,希望能将自身在临床护理工作中的点滴经验,呈献给国内的护理同行。虽然在编写过程中几易其稿,但限于编写水平有限,加之编写时间仓促,本书的不足乃至错误在所难免,诚请广大读者不吝赐教。

《新编护理学理论与临床实践》编委会
2023 年 1 月

目 录
CONTENTS

第一章 一般护理常规

第一节 入院护理常规

一、入院程序

入院程序是指门诊或急诊患者根据医师签发的住院证,自办理入院手续开始至进入病区的过程。

（一）办理入院手续

患者或家属持医师签发的住院证到住院处办理入院手续,如填写各种登记表格,缴纳住院保证金等。住院处电话通知病区值班护士安排床位,准备迎接新患者。如病区没有床位,门诊患者可办理待床手续,急诊患者应设法调整或增加床位。需急诊手术的患者,可以先手术,后补办入院手续。

（二）实施卫生处置

在卫生处置室协助患者进行卫生处置,护理人员应根据患者的病情和身体状况帮助患者沐浴、穿病服、理发、修剪指甲等。急危重患者可酌情免浴。传染病患者或疑似传染病患者送隔离室处置。患者不用的衣服交给家属或办理手续暂存住院处。

（三）护送患者进入病区

住院处的护士携带病历护送患者进入病区。根据患者的病情和身体状况选择步行、搀扶、轮椅或平车等方式护送。护送时注意为患者保暖,不能停止输液、给氧等治疗,到达病区后与病区护士就患者病情、所采取的或将要继续的治疗与护理措施、患者的个人卫生情况及物品进行交接。病区护士应结合病情帮助患者取舒适卧位。

二、患者入病区后的初步护理

(一)一般患者进入病区后的护理

1.准备床单位

病区护士接到住院处通知后,立即根据患者的病情准备好床单位。将备用床改为暂空床,根据情况添加橡胶单和中单。备齐患者所需用物,如热水瓶、痰杯、垃圾桶等。传染病患者应安置在隔离病室。

2.迎接新患者

护士应以热情的态度、亲切的语言迎接新患者,妥善安置好患者后,向患者做自我介绍,说明自己的职责和工作内容,取得患者及家属的信任和配合。介绍同室病友,减少患者对陌生环境的恐惧,增强心理安全感,使患者有宾至如归的感觉,为建立和谐的护患关系奠定良好基础。

3.测量生命体征

为患者测量体温、脉搏、呼吸、血压及体质量,需要时测量身高并记录。

4.通知医师

通知医师诊视患者,将测得的生命体征数值告知医师,必要时协助体检或治疗。

5.建立病历

住院病案的排列顺序:体温单、医嘱单、入院记录、病史及体格检查、病程记录(包括手术、分娩记录单等)、各种检查报告单、护理病案、住院病案首页、门诊病案。

6.填写住院病历和相关护理表格

(1)用蓝色钢笔逐页填写住院病历眉栏及各种表格。

(2)用红色钢笔将入院时间竖写在当日体温单40~42 ℃处。

(3)在体温单上记录首次测量的体温、脉搏、呼吸、血压、体质量及身高值。

(4)填写入院登记本、诊断卡(插在患者住院一览表上)、床头(尾)卡(置于床头或床尾牌内)。

7.做好介绍与指导

向患者及家属介绍病室环境、医院规章制度、床单位及其设备的使用方法,指导常规标本(如大便、小便、痰液)的留取方法、时间及注意事项,耐心解答患者提出的各种问题。

8.严格执行医嘱

按医嘱执行各项治疗和护理措施,通知营养室根据患者的病情和个人习惯

<<<

准备膳食。

9.入院护理评估

对患者的健康状况进行评估,了解患者的基本情况、健康问题以及身心需要,填写入院护理评估单,拟定初步的护理计划。

(二)急诊患者入病区后的护理

病区接收的急诊患者一般是从急诊室直接送入或由急诊室经手术室手术后转入,病区护士接到通知后应根据患者情况做好以下护理工作。

1.准备床单位

护士应立即备好床单位,根据病情添加橡胶单和中单,将患者安置在危重病室或抢救室。如应为急诊手术患者准备好麻醉床。

2.备好急救物品及药品

检查急救车内药物及抢救用品是否齐全,通知医师做好抢救准备。

3.配合抢救

患者入病室后,护士密切观察病情变化,积极配合医师做好抢救工作,并及时做好护理记录。医师未到位之前,护士应根据病情做出初步判断,给予紧急处理,如心肺复苏、吸氧、吸痰、止血、建立静脉输液通道等。

4.暂留陪送人员

对于不能正确叙述病情和要求的患者,如精神障碍、语言障碍、听力障碍、意识不清的患者,老人或婴幼儿等,须暂留陪送人员,方便询问病情等有关情况。

三、新入院患者的心理需要及满足

人们在陌生的环境里会比在熟悉的环境中更容易产生心理不安全感。尤其是患者,当受到疾病的折磨进入陌生的医院环境时,其身心需要比常人更为复杂。

(一)帮助患者尽快熟悉医院环境

患者进入医院后,护士应该主动热情地接待,询问患者需要哪些帮助并尽量满足。住院部的护士在接待患者时,首先自我介绍,然后介绍主管医师、护士长的工作时间及办公室,治疗室的位置、发药时间,如何就餐、洗澡、领取生活用品等,同时介绍患者须知及其他有关的规章制度。

(二)及时将患者的病情通知患者本人或家属

为了帮助患者增强战胜疾病的信心和勇气,解除疑虑,护理人员应及时地将患者病情的动态变化情况告诉患者本人或家属,如诊断方式、诊断结果、治疗方案、病程持续时间、预后情况等。通过主动、细致的工作消除患者的自卑心理,建立良好的护患关系,有利于积极配合医护人员工作。

(三)积极开展健康教育工作

护理人员应根据患者的文化程度、病情,耐心地教育患者了解治疗中的注意事项,提供预防并发症及促进康复的相关知识。教育的方法可以采用口头教育,引导患者阅读有关的健康教育资料、观看电视录像、参加小组讨论,邀请已康复的患者现身说法等。

第二节　出院护理常规

一、出院方式

(一)同意出院

患者经治疗痊愈或病情好转可以回家继续休养,医师主动通知患者出院或由患者建议,经过医师同意后出院。

(二)自动出院

患者疾病未痊愈仍需住院治疗,但因经济、工作、个人、家庭等因素,患者或家属主动要求出院。在这种情况下,患者或家属须填写"自动出院"证明,然后由医师开出"自动出院"的医嘱。

(三)转院

根据患者的病情需转往其他医院继续诊治。这时,医师需要告知患者及家属,说明情况并开具"出院医嘱"。

二、出院护理

(一)出院前对患者的护理

医师根据患者的健康情况确定患者的出院日期,开出"出院医嘱"后,护士应完成以下工作。

1.通知患者与家属

护士将出院日期提前通知患者及家属,便于做好出院准备,如收拾物品、联系车辆等。

2.评估患者

出院前护士应对患者的身心状况进行评估,并填写患者出院护理评估单。做好患者的心理护理,给予安慰与鼓励,增强其信心,减轻离开医院所产生的恐惧与焦虑。

3.做好健康教育

为了帮助患者保持和巩固治疗效果,应做好必要的健康教育。通过健康教育指导患者出院后在休息、饮食、用药、功能锻炼和定期复查等方面的注意事项,必要时可为患者或家属提供有关疾病的相关资料,便于患者和家属掌握有关的护理知识、技能和护理要求。

4.征求意见

征求患者及家属对医院医疗、管理制度、膳食、护理等各项工作的意见及建议,以便不断改进工作方法,提高医疗护理质量。

(二)出院当日对患者的护理

1.执行出院医嘱

(1)填写出院通知单,通知患者或家属办理出院手续,结算患者住院期间治疗、护理等费用。

(2)如患者出院后需要继续服药,护士凭出院医嘱处方到药房领取药物,交患者或家属带回,并指导用药常识。

(3)停止一切医嘱,注销所有治疗、护理执行单,如发药单、注射单、检查单、护理单等。

(4)在体温单40~42 ℃的位置,用红色钢笔在相应出院日期和时间栏内竖写出院时间。

(5)注销各种卡片,如"患者一览表"上的诊断卡及床头(尾)卡。

(6)填写出院患者登记本。

(7)按顺序排列出院病历。

出院病历按以下顺序排列:病历首页、出院记录(或死亡记录及死亡病例讨论记录)、住院病历或入院记录、专科病历、病程记录、特殊诊疗记录单(包括术前小结、麻醉记录、手术记录等)、会诊申请单、检验及特殊检查报告单、护理记录单(按时间顺序排列)、医嘱单(按时间顺序排列)、体温单(按时间顺序排列)。

2.协助患者整理用物

护士应收回患者住院期间所借物品(如留有押金,办理手续返还患者),并消毒处理,同时归还患者寄存的物品,协助其整理好个人用物。

3.护送患者出院

患者或家属办理完出院手续后,将出院证交给病区护士。护士根据患者具体情况采用不同方式如步行、轮椅或平车护送患者到病区门外或医院门口。

(三)出院后的处理

1.床单位的处理

患者离开病室出院后方可进行床单位的处理,防止给患者造成心理上的不舒适。

(1)打开病室的门窗通风。

(2)撤去床单位的污被服,放入污衣袋,送洗衣房处理。

(3)床及床旁桌椅用消毒液擦拭,非一次性痰杯、面盆等用消毒液浸泡。

(4)床垫、床褥、棉胎、枕芯用紫外线灯管照射消毒或臭氧消毒器消毒,也可以日光暴晒6小时消毒,消毒后按要求折叠。

(5)传染性疾病患者的床单位及病室,均按传染病终末消毒法处理。

2.铺好备用床

准备迎接新患者。

3.按有关要求整理好患者的病历

交病案室保存。

第三节 营养支持护理常规

一、肠内营养护理常规

肠内营养是补充营养的主要途径,当患者因原发病不能或不愿经口进食时,如胃肠功能良好或可耐受时,应首选肠内营养。肠内营养途径一般有鼻饲、胃造口、空肠造口输注。经鼻胃管或胃造口适用于胃肠功能良好的患者,鼻胃管多用于1个月内的肠内营养,胃造口适用于长期肠内营养。经鼻肠管或空肠造口适用于胃肠功能不良、误吸危险大的患者,鼻肠管适用于1个月内肠内营养,空肠造口适用于长期肠内营养。

(一)输注前护理评估

评估患者饮食状况、饮食习惯、胃肠道功能、有无肠道梗阻或腹泻等,评估患者有无手术、创伤既往史以及心理-社会状况。

(二)选择合适体位

根据导管位置及病情,选择适宜患者的合适体位。一般采取 30°～45°半卧位;意识障碍或胃排空迟缓应者取半卧位,以防营养液反流和误吸。同时回抽胃液,确定导管是否在肠道内。

(三)评估胃内残余量

每 4 小时抽吸并估计胃内残留量,若残留量 100～150 mL,应延迟或暂停输注,或遵医嘱加用胃动力药物,以防胃潴留引起反流而致误吸。

(四)妥善固定导管

鼻胃管或鼻肠管应妥善固定于面颊部;胃或空肠造瘘管应固定于腹壁;可采用高举平台法、人字形交织固定法、"T"形胶布加压固定法等。每班密切观察,确认导管深度,防止导管移位并做好标记。

(五)保持导管通畅

输注中保证导管通畅,避免扭曲、折叠、受压;用 20～30 mL 温开水或生理盐水定时脉冲式冲洗导管;输注营养液前后、特殊用药前后需冲管,连续管饲则每隔 4 小时冲管。

(六)控制营养液的温度、浓度、速度

如需连续输注宜用营养泵保持恒定速度,并在 12～24 小时内持续滴注。营养液温度宜用加温器保持温度在 37～40 ℃。输注速度从慢到快逐步增加,一般输注速度从 15～20 mL/h 开始,逐渐达到全量(100～120 mL/h)。如果患者胃肠功能良好,可选用按时分次给予方法,该方法可用喂食器分次缓慢注入,每次入量 100～300 mL,并在 10～20 分钟完成。

(七)观察患者病情

密切观察患者有无腹泻、腹胀及恶心、呕吐等胃肠道不耐受症状,倾听患者主诉。

(八)遵医嘱给予营养液

营养液应由营养师及主治医师联合制定配方,并遵循从低浓度开始输注,再根据胃肠道适应程度逐渐递增,以免引起胃肠道不适。

(九)保证营养液的质量

避免营养液污染、变质,营养液应现配现用,1 次仅配 1 天量,暂不用时置于 −4 ℃冰箱保存,并于 24 小时内用完;未开封的肠内营养液在保质期内常温储存,自制汤类自制成时间开始计算保质期限为 8 小时。保持调配容器的清洁,每天更换输注管,或当营养液内含有牛奶及易腐败成分时,放置时间应更短。

(十)保护黏膜、皮肤

长期留置导管者,可因其压迫鼻咽部黏膜而产生溃疡,应每天用油膏润滑鼻腔黏膜。胃、空肠造口者应保持造瘘口周围皮肤干燥、清洁。

(十一)做好营养液标识

肠内营养液标识应清晰、醒目、统一;肠内营养液与肠外营养液应分两侧挂。

(十二)及时发现并处理相关并发症

常见并发症如导管移位、误吸、感染、糖代谢和脂代谢异常等。若患者突然出现呛咳、呼吸急促或咳出类似营养液的痰,应疑导管移位或胃反流,应暂停鼻饲。有糖代谢和脂肪代谢异常,应及时了解血糖、电解质等相关检测结果,以便及时调整配方或输注方式。

(十三)健康指导

向患者解释肠内营养的目的、意义及重要性,饮食摄入不足和营养不良对机体可能造成危害;带管回家的出院患者做好居家自我护理指导。

二、肠外营养护理常规

肠外营养分为部分肠外营养和完全胃肠外营养。完全胃肠外营养是指由胃肠外途径(通常由静脉)以浓缩形式输入患者所需的蛋白质、脂肪、碳水化合物、维生素、微量元素、电解质和水分,以达到营养治疗的目的。肠外营养输注途径包括外周静脉和中心静脉,其选择需视病情、营养支持时间、营养液组成、输液量及护理条件等而定。当短期(<2 周)、部分补充营养或中心静脉置管和护理有困难时,可经周围静脉输注;若长期、全量补充时则以选择中心静脉途径为宜。

(1)输注前评估患者的营养状况,根据测评结果调整治疗方案,逐渐过渡至肠内营养。

(2)完全胃肠外营养时应选用中心静脉。

(3)输注前评估胃肠外途径是否通畅,固定是否妥善。对于选用外周静脉患者注意评估静脉及输注液体的渗透压,以避免相关并发症发生。

（4）肠外营养液宜由经培训的医护人员在层流室或超净台内进行配制。

（5）合理安排输液顺序和控制输注速度。对已有缺水者,先补充部分平衡盐溶液。输液速度以 40～60 滴/分为宜,完全胃肠外营养输注不超过 200 mL/h,并保持连续性,避免肺水肿的发生。

（6）若完全胃肠外营养溶液输入前在冰箱内保存,应提前 0.5～1 小时取出复温。

（7）使用中心静脉输注时,严格无菌技术操作,按时对导管进行评估、维护;护士应该掌握中心静脉维护技术,能够识别导管相关并发症,如导管相关感染、导管相关血栓、静脉炎等。

（8）按医嘱监测外周血生化指标、电解质和血糖的变化,防止代谢性并发症。

（9）健康指导:告知患者及家属合理输注营养液及控制输注速度的重要性,告知患者不能自行调节输注速度,告知患者保护静脉导管的方法,避免翻身、活动、更衣时将导管脱出;当胃肠功能恢复或允许进食时,鼓励患者经口进食,以降低肠外营养相关并发症。当患者出院时,协助患者制订饮食计划,指导患者均衡营养,定期门诊复诊。

第四节　麻醉护理常规

一、全身麻醉护理常规

全身麻醉是麻醉药作用于中枢神经系统并抑制其功能,使患者神志消失、全身痛觉丧失、反射抑制以及一定程度的肌肉松弛。它是目前临床麻醉最常用的方法,可满足全身各个部位手术需求,较局部和椎管阻滞麻醉使患者更舒适和安全。按麻醉药进入体内的途径不同分为吸入麻醉、静脉麻醉。

（一）麻醉前护理常规

（1）麻醉前需对患者进行访视,了解患者病情、解答其对麻醉的疑问,向患者及家属介绍麻醉方法、术中可能出现的意外、急救准备情况、术中的不适感、麻醉后常见并发症的原因、临床表现及护理措施,以消除其恐惧心理。

（2）评估患者一般情况、现病史及既往史、麻醉史、药物过敏史及用药史,判断患者对手术和麻醉的耐受力。同时评估患者的营养状况、皮肤状况、黏膜有无出血及水肿征象。对患者的血、尿、便常规,生化检查、影像结果做初步了解。

（3）身体准备：麻醉前尽量改善患者身体状况,纠正潜在的生理功能紊乱和内科疾病,使机体各项指标处于良好状态。成年人择期手术前禁食 8～12 小时,禁饮 4 小时;小儿术前禁食(奶)4～8 小时,禁水 2～3 小时,急诊手术也应充分考虑胃排空问题。

（4）适应性训练：如床上排便、排尿训练及术中所需特殊体位训练。

（5）手术当日护士核对患者姓名、床号、性别、年龄、诊断等,检查询问麻醉前用药的实施情况及禁食、禁水的执行情况,取下义齿、发夹等饰品,嘱排空膀胱。

(二)麻醉后护理常规

（1）了解麻醉方式、麻醉用药种类和剂量。了解术中失血量、输血量及补液量,术中有无麻醉意外发生。

（2）妥善搬运、安置患者,根据医嘱连接心电监护、氧气、胃肠减压、尿袋、引流袋等,保持各管路畅通,并妥善固定。

（3）保持呼吸道通畅,麻醉未清醒前取平卧位、头偏向一侧,密切监测患者的生命体征及意识状态,每 10～30 分钟测量血压、脉搏、呼吸及血氧饱和度 1 次,可根据医嘱实施连续心电监护直至生命体征平稳。监护过程做好相关记录,发现异常及时报告医师。

（4）患者清醒后根据医嘱给予饮食或禁食、禁水,密切观察患者有无恶心、呕吐、呛咳等不适。注意及时清理口腔内分泌物、呕吐物,防止舌后坠抑制呼吸。

（5）患者清醒后根据医嘱、手术部位和各专科特点决定体位。加强皮肤护理,定时翻身。

（6）做好安全护理,患者躁动时加床档或使用约束带,防止患者坠床,同时积极寻找躁动原因。

（7）密切观察患者有无反流、误吸、气道梗阻、手术部位出血等并发症发生。

（8）做好患者指导：对术后仍存在严重疼痛,需带自控镇痛泵出院的患者,应教会患者及家属正确使用及护理方法。若出现镇痛泵断裂、脱落或阻塞者,及时就医。

二、局部麻醉护理常规

局部麻醉简称局麻,又称部位麻醉。麻醉药只作用于周围神经系统并使某些或某一神经阻滞;患者神志清醒,而身体某一部位的感觉神经传导功能被暂时阻断,但运动神经功能保持完好或同时有程度不等的被阻滞状态的麻醉方法。局麻具有简便易行、安全有效、并发症较少特点;适用于表浅的、局限的手术。根据麻醉药物作用部位不同分为表面麻醉、局部浸润麻醉、区域阻滞、神经阻滞麻醉。

(一)麻醉前护理常规

(1)评估患者既往史、用药史、麻醉史、过敏史、身体状况等,判断患者对手术和麻醉的耐受力。

(2)评估局麻注射部位皮肤的完整性,有无破溃、感染等。避免药物注入血管内。

(3)局麻前和患者解释麻醉过程的注意事项,减轻其紧张心理。

(4)局麻过程中患者处于清醒状态,护士操作应轻柔,不说与手术无关的话;温柔的言语、轻轻地的触可缓解患者的紧张心理及疼痛。

(5)一般局麻对饮食无特殊要求,但还是建议患者术前少食,以避免紧张、麻醉药过敏导致误吸。

(6)手术当日护士核对患者姓名、性别、年龄、诊断等,协助患者摆放手术体位。

(7)备好抢救车及仪器设备,以防麻醉意外。

(二)麻醉后护理常规

(1)局麻对机体影响小,一般无需特殊护理。若术中用药剂量较大、手术时间较长,应嘱患者术后休息片刻,经观察无异常后方能离院。

(2)与医师、麻醉师做好交班,了解术中情况及术后注意事项。

(3)密切观察患者有无麻醉药毒性反应或变态反应,如有口唇麻木、视物模糊、言语不清、意识不清,甚至呼吸、心跳停止等;或出现荨麻疹、喉头水肿等,立即告知医师停用局麻药。给予吸氧,遵医嘱给予抢救药物等对症处理。

(4)局麻后体位无特殊要求,可正常进食。

(5)对患者做好术后健康指导,嘱患者注意观察手术部位有无出血等。

三、椎管内麻醉护理常规

椎管内麻醉是指将麻醉药注入椎管的蛛网膜下腔或硬脊膜外腔,脊神经根受到阻滞使该神经根支配的相应区域产生麻醉作用,统称为椎管内麻醉。根据注入位置不同,可分为蛛网膜下腔麻醉(又称脊麻或腰麻)、硬膜外阻滞、腰硬联合麻醉、骶管阻滞麻醉。蛛网膜下腔麻醉适用于2～3小时以内的下腹部、盆腔、下肢及会阴部手术。中枢神经疾病、休克、败血症及高血压合并冠状动脉粥样硬化性心脏病(简称冠心病)等属于禁忌证。硬膜外麻醉适用于横膈以下各种腹部、腰部和下肢手术。

(一)麻醉前护理常规

(1)评估患者的既往史、用药史、麻醉史、过敏史、身体状况等。判断患者对手术和麻醉的耐受力。

(2)评估患者腰部注射部位皮肤的完整性,有无破溃、感染等,以及脊柱有无病变,如脊椎外伤、畸形、类风湿脊柱强直等。

(3)完善术前准备,对已存在高血压、低血压及血容量不足的患者,有效控制血压,补足血容量。

(4)做好解释工作,向患者介绍麻醉、手术过程和术后必要的配合,以及麻醉后可能出现的并发症,缓解患者紧张、恐惧心理。

(5)指导患者练习床上排尿、排便及术中所需特殊体位等训练。

(二)麻醉后护理常规

1.选取适当卧位

术后去枕平卧 6 小时,以免术后发生头痛,6 小时后根据病情给予适当卧位。

2.管路护理

正确连接各种管路,妥善固定,保持通畅。

3.心理护理

告知麻醉相关知识,缓解患者焦虑和恐惧。

4.穿刺点护理

穿刺点敷料保持清洁、干燥,穿刺点敷料有明显渗血或出血、硬膜外置管有移位或脱开迹象,及时报告医师。

5.麻醉后并发症的观察与护理

(1)头痛:头痛主因腰椎穿刺时刺破硬脊膜和蛛网膜,脑脊液漏出,颅内压下降及颅内血管扩张刺激导致。头痛者嘱其平卧,可遵医嘱给予镇静、镇痛药,亦可予以针刺合谷、内关穴。

(2)尿潴留:主要是因为支配膀胱的副交感神经恢复较晚,手术刺激膀胱、切口疼痛及床上排尿不习惯等。应鼓励患者尽早自主排尿,避免尿潴留的发生。若出现尿潴留可温热敷膀胱区(避开切口),或针刺足三里、三阴交、阳陵泉。若上述措施无效,予以导尿。

(3)硬膜外血肿:麻醉作用消失后观察双下肢温觉、触觉及运动功能是否正常,如双下肢不能活动,应考虑硬膜外血肿压迫脊髓的可能,及时报告医师。

(4)呼吸抑制:密切观察呼吸、血压和心率及面色的变化,有无呼吸抑制及低血压和心动过缓现象,如出现呼吸、功能不全,应立即予以吸氧,一旦出现呼吸、心搏骤停,立即进行心肺复苏,必要时行气管插管、机械通气治疗。

(5)恶心、呕吐:及时清理呼吸道呕吐物,必要时药物治疗。

(6)低血压:可根据医嘱快速输液,补充血容量。

(7)神经损伤:最常见是脊神经根损伤,表现为局部感觉或(和)运动障碍。如出现感觉障碍,可对症治疗,数周或数月可痊愈。

第二章 常用护理操作

第一节 铺 床

一、备用床

(一)目的
保持病室整洁,准备接收新患者。

(二)评估

1.评估患者

(1)病室内无患者进行治疗或进餐。

(2)告知患者操作的目的和方法,取得患者配合。

2.评估环境

安静整洁,宽敞明亮,空气流通。

(三)操作前准备

1.人员准备

仪表整洁,符合要求。洗手,戴口罩。

2.物品准备

清洁车上层放置床褥、大单、被套、棉胎或毛毯、枕芯、枕套,叠放整齐并按使用顺序放于车上。污衣袋、快速手消毒剂。

(四)操作程序

(1)携用物推车至患者床旁。

(2)有脚轮的床,应先固定,调整床的高度。

（3）移开床旁桌,距离床约 20 cm。移床旁椅至于床尾正中处,椅背离床尾 15 cm,置铺床用物、棉胎或毛毯、床褥,连同枕芯一起于椅面上。

（4）检查床垫或根据需要翻转床垫。

（5）铺大单。①将大单中线对齐床面中线放于床褥上,将大单展开,顺序为床头、床尾、中间依次打开。②铺大单床头:护士移至床头将大单散开平铺于床头。③先铺近侧床头大单:一手将床头的床垫托起,一手伸过床头中线将大单塞入床垫下,在床头约 30 cm 处,向上提起大单边缘使其同床边缘垂直,呈等边三角形,以床沿为界。将三角形分为两半,上半三角覆盖于床上,下半三角平整塞在床垫下,再将上半三角翻下塞于床垫下,形成直角。④护士移至床尾,同步骤③铺床尾角。⑤护士移至床中间处,两手下拉大单中部边缘,塞于床垫下。⑥护士移至床对侧,同步骤③~⑤铺对侧大单。

（6）铺棉被或毛毯。①将被套中线对齐床面中线放于大单上,向床头侧打开被套、使被套上端距床头 15 cm,再向床尾侧打开被套,并拉平。②将近侧被套向近侧床沿下拉散开,将远侧被套向远侧床沿散开。③将被套尾部开口端的上层打开至 1/3 处。④将棉胎放于被套尾端开口处,棉胎底边与被套开口边缘平齐。⑤套被套:拉棉胎上缘中部至被套被头中部,充实远侧棉胎角于被套顶角处,展开远侧棉胎,平铺于被套内。⑥充实近侧棉胎角于被套顶角处,展开近侧棉胎,平铺于被套内。⑦护士移至床尾中间处,一手持被套下层底边中点、棉胎底边中点、被套上层底边中点于一点,一手展开一侧棉胎;两手交换,展平另一侧棉胎,拉平盖被。⑧系好被套尾端开口处系带。⑨折被筒:护士移至左侧床头,平齐远侧床沿,内折远侧盖被,再平齐近侧床沿,内折近侧盖被。⑩护士移至床尾中间处,将盖被两侧平齐两侧床沿,内折成被筒状于床两侧,分别将盖被尾端塞于床垫下。

（7）将枕套套于枕芯外,四角充实、平整,系带。横放于床头,开口背对病室门。

（8）将床旁椅放回原处,保持床单位整齐、美观。

（9）洗手,脱口罩。

（五）注意事项

（1）符合铺床实用、耐用、舒适、安全的原则。

（2）床单中缝与床中线对齐,四角平整、紧扎。

（3）被头充实,盖被平整,两边内折对称。

（4）枕头平整、充实,开口背门。

(5)注意省时、节力。

(6)病室和患者单位环境整洁、美观。

二、暂空床

(一)目的

(1)供新住院患者或暂时离床患者使用。

(2)保持病室整洁。

(二)评估

1.评估患者

评估患者是否可以暂时离床活动或外出检查。

2.评估环境

病室内无患者进行治疗或进餐,清洁、通风。

(三)操作前准备

1.人员准备

仪表整洁,符合要求。洗手,戴口罩。

2.物品准备

按备用床准备用物,必要时备一次性中单。

(四)操作程序

1.方法一

改备用床为暂空床。

(1)携用物推车至患者床旁。

(2)移开床旁椅放于床尾处,将枕头放于椅面上。

(3)将备用床的盖被上端向内折1/4,然后扇形三折于床尾,并使之平齐。

(4)根据病情需要,铺一次性中单。

(5)将枕头放回床头。

(6)移回床旁椅。

2.方法二

铺暂空床。

(1)同备用床步骤(1)~(7)。

(2)护士于右侧床头,将备用床的盖被上端向内折1/4,然后扇形三折于床尾,并使之平齐。

(3)移回桌椅,洗手,脱口罩。

(五)注意事项

(1)同备用床。

(2)用物准备符合患者病情需要。

三、麻醉床

(一)目的

(1)便于接收和护理麻醉手术后患者。

(2)使患者安全、舒适,预防并发症。

(3)避免床上用物被污染,便于更换。

(二)评估

1.评估患者

(1)双人核对医嘱。

(2)核对床号、姓名、病历号和腕带(请患者自己说出床号和姓名)。

(3)评估患者病情和术后可能需要的抢救或治疗物品。

(4)告知患者操作的目的和方法,取得患者配合。

2.评估环境

安静整洁,宽敞明亮。病室内无患者进行治疗或进餐,通风。

(三)操作前准备

1.人员准备

仪表整洁,符合要求。洗手、戴口罩。

2.物品准备

清洁车上层放置床褥、棉胎或毛毯、大单、被套各1个、枕芯2个(软、硬各1个)、枕套2个、一次性中单。根据患者病情、麻醉方式和麻醉后的苏醒情况准备。必要时准备开口器、口咽通气道、压舌板、牙垫、治疗碗、手电筒。一次性氧气装置、血压计、听诊器、心电监护仪(根据医嘱)、输液架等。根据病情和手术名称准备手术后专科用物,如胃肠减压装置等。快速手消毒剂。

(四)操作程序

(1)携用物推车至患者床旁。

(2)铺大单和一次性中单:同备用床步骤(5)①～③。手术部位下铺一次性中单。

(3)铺棉被:同备用床步骤(6)①~⑧。

(4)护士于床尾向上反折盖被底端,齐床尾,系带部分内折整齐。

(5)将背门一侧盖被平齐床沿内折。

(6)将近门一侧盖被边缘向上反折,对齐床沿。

(7)将盖被三折叠于背门一侧。

(8)套枕套,软枕横立于床头,硬枕纵放于三折盖被上,齐被头上缘。

(9)移回床旁椅。

(10)将用物放置于床旁桌上。

(五)注意事项

(1)同备用床。

(2)护理术后患者的用物齐全,患者能及时得到抢救和护理。

四、卧有患者床

(一)目的

(1)保持患者的清洁,使患者感觉舒适。

(2)观察病情,协助患者变换卧位,预防压疮和坠积性肺炎。

(二)评估

1.评估患者

(1)评估患者病情、意识状态、活动能力、配合程度等。

(2)告知患者操作的目的和方法,取得患者配合。

2.评估环境

(1)同病室内无患者进行治疗或进餐等。

(2)酌情关闭门窗,按季节调节室内温度,必要时用屏风遮挡患者。

(三)操作前准备

1.人员准备

仪表整洁,符合要求。洗手,戴口罩。

2.物品准备

清洁车上层放置大单、被套、枕套、床刷、床刷套,需要时备清洁衣裤、一次性中单,快速手消毒剂。

(四)操作程序

(1)携用物推车至患者床旁,放于床尾正中处,距离床尾20 cm左右。

(2)放平床。

(3)移患者至对侧,松开床尾盖被,将患者枕头移向对侧,并协助患者移向对侧,患者侧卧,背向护士。

(4)松近侧污单,从床头至床尾将床单和一次性中单拉出,塞于患者身下。

(5)取床刷,并套上床刷套,扫净近侧床褥。

(6)铺近侧清洁大单和一次性中单:铺大单同备用床步骤(5)①~③,铺一次性中单。

(7)移患者至近侧,协助患者平卧,将患者枕头移向近侧。患者侧卧,面向护士,躺卧于已铺好床单的一侧。

(8)松开对侧污单,护士转至床对侧,从床头至床尾将各层床单从床垫下依次拉出。放于护理车污物袋内。

(9)清扫对侧床褥。

(10)铺对侧清洁大单、一次性中单:铺大单同备用床步骤(5)①~③,铺近侧一次性中单。

(11)摆体位,协助患者平卧,将患者枕头移向床中间。

(12)套被套同备用床步骤(6)。

(13)更换枕套。

(14)同备用床步骤(7)。

(15)铺床后处理:移回床旁椅。根据天气情况和患者病情,取舒适体位,开窗通风。快速手消毒剂消毒双手。

(五)注意事项

(1)同备用床。

(2)患者卧位安全,防止坠床,必要时加床档。

(3)避免患者受凉。

(4)与患者进行有效沟通,满足患者身心需要。

第二节　床　上　洗　头

一、目的

(1)去除头皮屑和污物,清洁头发,减少感染机会。

(2)按摩头皮,促进头部血液循环和头发生长代谢。

二、评估

(一)评估患者

(1)核对患者床号、姓名、病历号和腕带(请患者自己说出床号和姓名)。

(2)评估患者的病情、治疗情况、心理和意识状态、合作程度。

(3)评估患者梳洗习惯、卫生情况、头发和头皮状态。

(4)向患者和家属解释操作目的和过程,取得患者配合。

(二)评估环境

安静整洁,宽敞明亮,室温适宜。

三、操作前准备

(一)人员准备

仪表整洁,符合要求。洗手,戴口罩。

(二)物品准备

治疗车上层放置治疗盘,内备眼罩或纱布、耳塞或棉球(以不吸水棉球为宜)、洗发液、梳子、别针、电吹风,治疗盘外备橡皮中单、浴巾、毛巾、橡胶马蹄形卷或自制马蹄形垫(可用洗头车代替)、冲洗壶、水壶(内盛 40~45 ℃热水或按患者习惯调配)、脸盆或污水桶、快速手消毒剂,以上物品符合要求,均在有效期内。治疗车下层放置医疗废物桶、生活垃圾桶。洗头车。必要时备屏风、便器。

(三)环境准备

室温调节至(24±2)℃。

四、操作程序

(1)携用物推车至患者床旁,核对床号、姓名、病历号和腕带(请患者自己说出床号和姓名)。

(2)调节室温至(24±2)℃,必要时使用隔帘或屏风,按需给予便器。

(3)摇平床头,移去枕头,将橡皮中单和浴巾垫于患者头和肩下;松开患者衣领向内反折,将毛巾围于颈部,用别针固定。

(4)协助患者仰卧,上半身斜向床边,移枕于肩下,患者屈膝,可垫枕于两膝下。

马蹄形垫洗头法:将马蹄形垫垫于患者后颈下,使患者颈部枕于马蹄形垫的突起处,头置于水槽中。马蹄形垫下端置于脸盆或污水桶中。

洗头车洗头法:将洗头车置于床头侧边,安置患者斜角仰卧或侧卧,头部枕于洗头车的头托上,将接水盘置于患者头下。

(5)用眼罩或纱布遮盖双眼,用耳塞或棉球塞好双耳。

(6)洗发:测试水温合适后,松开头发,用水壶倒温水或喷头冲淋温水充分湿润头发。取适量洗发液于掌心,均匀涂遍头发。用指腹揉搓头皮和头发,方向由发际至脑后部反复揉搓,同时用指腹轻轻按摩头皮。一手抬起头部,另一手洗净脑后部头发。使用梳子,除去落发。温水冲洗头发,直至冲净。

(7)洗发后,解下颈部毛巾,擦去头发水分,一手托患者头,一手撤去马蹄形卷或洗头车。取下眼部的眼罩或纱布和耳内的棉球。用毛巾包好头发,擦干面部。

(8)协助患者卧于床正中,将枕头移至头部。

(9)解下包头毛巾,擦干头发,用电吹风吹干头发,用梳子梳理整齐成形。

(10)协助患者取舒适卧位,整理床单位和用物。

(11)快速手消毒剂消毒双手,推车回治疗室,按医疗废物分类处理原则处理用物。

(12)洗手,记录执行时间和护理效果。

五、注意事项

(1)护士在为患者洗头时,应运用人体力学原理,身体尽量靠近床边,保持良好姿势,避免疲劳。

(2)洗头过程中,应注意观察患者病情变化,如面色、脉搏和呼吸的改变,如有异常情况,应停止操作。

(3)病情危重和极度衰弱患者不宜洗发。

(4)洗发时间不宜过久,避免引起患者头部充血或疲劳不适。

(5)操作过程中注意控制室温为(24±2)℃,水温为 43～45 ℃,避免打湿衣物和床铺,防止患者着凉。

(6)操作过程中注意保持患者舒适体位,保护伤口和各种管路,防止水流入耳和眼。

(7)洗头车注意事项:为避免交叉感染,每次使用后要清洗洗头盆,并把污水箱内污水排出,彻底清洗。洗头前,注意水箱实际水位,避免干烧发生意外。洗头前,注意水箱实际温度,避免烫伤患者。洗头车不用时,应将水箱内的水放出。

第三节 床 上 擦 浴

一、目的

(1)去除皮肤污垢,保持皮肤清洁,使患者舒适。

(2)促进皮肤血液循环,增强其排泄功能,预防感染和压疮等并发症。

(3)活动肢体,防止肌肉萎缩和关节僵硬等并发症。

(4)观察患者的一般情况,满足其身心需要。

(5)观察患者全身皮肤有无异常,为临床诊治提供依据。

二、评估

(一)评估患者

(1)双人核对医嘱。

(2)核对患者床号、姓名、病历号和腕带(请患者自己说出床号和姓名)。

(3)评估患者的病情、治疗情况、心理和意识状态、合作程度。

(4)评估患者肢体肌力和关节活动度、皮肤感觉、清洁度,皮肤有无异常改变。

(5)评估患者对保持皮肤清洁、健康相关知识的了解程度和要求等。

(6)向患者解释操作目的、方法,注意事项和指导患者配合。

(二)评估环境

安静整洁,宽敞明亮,必要时遮挡。

三、操作前准备

(一)人员准备

仪表整洁,符合要求。洗手,戴口罩。

(二)物品准备

治疗车上层放置患者自备物品(脸盆、毛巾、浴巾、浴皂、梳子)、护肤用品(润肤乳、爽身粉)、按摩油或膏、清洁衣裤、被服、快速手消毒剂、水桶内盛50~52 ℃热水,以上物品符合要求,均在有效期内。治疗车下层放置医疗废物桶、生活垃圾桶。必要时备屏风、便器。

(三)环境准备

调节室温(24±2)℃,关闭门窗,遮挡隔帘或屏风。

四、操作程序

(一)核对患者信息

携用物推车至患者床旁,核对床号、姓名、病历号和腕带(请患者自己说出床号和姓名)。

(二)保护患者隐私

关闭门窗,遮挡隔帘或屏风,按需给予便器。

(三)调整患者体位

协助患者移近护士,取舒适卧位。

(四)准备热水

将脸盆中倒入热水约 2/3 满,水温保持 45～50 ℃。

(五)调整床铺

根据病情放平床头和床尾支架,松开床尾盖被。

(六)擦洗面部和颈部

(1)将浴巾围在颈下,并将微湿的毛巾包于护士右手上,左手扶托患者头顶部,为患者洗脸和颈部。

(2)擦洗患者眼部,由内眦至外眦,并及时擦干。

(3)询问患者面部擦洗是否使用香皂。按顺序洗净并擦干前额、面颊、鼻翼、耳后、下颌直至颈部。

(七)擦洗上肢和手

(1)将浴巾铺于擦洗部位下方。为患者脱去上衣,先脱近侧,后脱远侧。如有肢体外伤或活动障碍,应先脱健侧,后脱患侧。

(2)将毛巾涂好香皂,擦洗患者上肢,直至腋窝,再用清水擦净,并用浴巾擦干。先洗对侧再洗近侧,注意洗净腋窝等皮肤褶皱处。

(3)协助患者将手浸于脸盆中,洗净并擦干。根据情况修剪指甲。

(八)擦洗胸、腹部

(1)根据需要换水。

（2）擦洗患者胸部乳房应环形用力,注意女患者乳房下皮肤褶皱处的清洁。

（3）擦洗腹部时,应以脐为中心,顺结肠走向擦洗,注意脐部和腹股沟皮肤褶皱处的清洁。

（4）擦洗过程中将浴巾盖于患者身上,保护隐私并避免着凉。

(九)擦洗背部

（1）协助患者取侧卧位,背向护士。

（2）依次擦洗后颈部、背部和腰臀部。擦洗后进行背部按摩。

（3）协助患者穿好清洁上衣。先穿对侧,后穿近侧。如有肢体外伤或活动障碍,应先穿患侧,后穿健侧。

(十)擦洗下肢、足部和会阴部

（1）根据需要换水。

（2）协助患者取平卧位。

（3）协助患者脱去裤子,将浴巾盖于患者下身。

（4）依次擦洗踝部、膝关节、股部,洗净后彻底擦干。

（5）洗净并擦干会阴部。

（6）协助患者将足置于盆内,浸泡后擦洗并擦干。根据情况修剪趾甲。

（7）协助患者穿好清洁裤子。

(十一)皮肤护理

协助患者涂抹润肤乳或爽身粉。骨隆凸处用按摩油或膏按摩。

(十二)浴后整理

协助患者取舒适卧位,为患者梳头。观察患者沐浴后反应。整理用物,归还原处。

(十三)消毒

快速手消毒剂消毒双手,推车回治疗室,按医疗废物分类处理原则处理用物。

(十四)记录

洗手,书写护理记录,记录沐浴时间、患者反应等。

五、注意事项

（1）饭后不宜立即擦浴,热水会刺激皮肤血管扩张,使消化系统血流减少,影响消化器官正常功能。

（2）擦浴时控制室温，注意保暖，保护隐私，尽量减少暴露。

（3）根据水温和擦洗部位，及时更换或添加热水。

（4）擦浴时动作敏捷、轻柔，减少翻动次数。通常于 15～30 分钟完成擦浴。

（5）擦浴时注意与患者沟通，随时观察病情变化和皮肤情况，若出现寒战、面色苍白、脉搏细速等情况时，应立即停止擦浴，给予相应处理。

（6）擦浴过程中，注意遵循节力原则。

（7）擦浴过程中，保护伤口和管路，避免伤口受压、管路打折或脱出。

第四节　协　助　沐　浴

一、目的

（1）去除皮肤污垢，保持皮肤清洁，使患者舒适。

（2）促进皮肤血液循环，增强其排泄功能，预防感染和压疮等并发症。

（3）观察患者全身皮肤有无异常，为临床诊治提供依据。

二、评估

（一）评估患者

（1）双人核对医嘱。

（2）核对患者床号、姓名、病历号和腕带（请患者自己说出床号和姓名）。

（3）评估患者病情、意识和心理状态、自理能力、合作程度。

（4）评估患者肢体肌力和关节活动度、皮肤感觉、清洁度，皮肤有无异常改变。

（5）评估患者对保持皮肤清洁、健康相关知识的了解程度和要求等。

（6）向患者解释操作的目的、方法、注意事项和指导患者配合。

（二）评估环境

安静整洁，宽敞明亮，必要时遮挡。

三、操作前准备

(一)人员准备

仪表整洁,符合要求。洗手,戴口罩。

(二)物品准备

治疗车上层放置毛巾、浴巾、浴液、洗发液、清洁衣裤、拖鞋、快速手消毒剂,以上物品符合要求,均在有效期内。治疗车下层放置医疗废物桶、生活垃圾桶。

(三)环境准备

调节室温至(24±2)℃,水温保持在 40~45 ℃。

四、操作程序

(1)携用物推车至患者床旁,核对床号、姓名、病历号和腕带(请患者自己说出床号和姓名)。

(2)协助患者将洗浴用具放于浴盆或浴室内易取处,并放置防滑垫。

(3)协助患者进入浴室,嘱其穿好防滑拖鞋,协助其脱衣裤。

(4)指导患者调节冷、热水开关和使用浴室呼叫器,不反锁浴室门。

(5)扶患者进入浴盆。

(6)沐浴后协助患者移出浴盆或浴室,用浴巾帮其擦干皮肤,穿清洁衣裤。

(7)协助患者回病床,取舒适卧位,观察患者沐浴后反应。

(8)将洗浴用具归还原处,清洁浴室。

(9)快速手消毒剂消毒双手后推车回治疗室,按医疗废物分类处理原则处理用物。

(10)洗手,书写护理记录,记录沐浴时间、患者反应等。

五、注意事项

(1)沐浴应在进食 1 小时后进行,以免影响消化功能。

(2)妊娠 7 个月以上孕妇不宜盆浴,因衰弱、创伤和心脏病需卧床休息的患者,均不宜盆浴和淋浴。

(3)注意室温和水温的调节,防止患者受凉或烫伤。

(4)浴室内应配备防跌倒设施(防滑垫、浴凳、扶手等)。

(5)向患者解释呼叫器的使用方法,嘱患者如在沐浴过程中感到不适应立即呼叫请求帮助。

（6）沐浴时不应用湿手接触电源开关，不要反锁浴室门。

（7）沐浴时入浴时间不可过久，防止发生晕厥、跌倒等意外。

（8）若遇患者发生晕厥，应迅速到位进行救治和护理。

第五节　会　阴　冲　洗

一、目的

清洁会阴，预防感染。

二、评估

（一）评估患者

（1）双人核对医嘱。

（2）核对患者床号、姓名、病历号和腕带（请患者自己说出床号和姓名）。

（3）患者会阴部情况，患者合作程度。

（二）评估环境

安静整洁，宽敞明亮，温度适宜，30分钟内无打扫。

三、操作前准备

（一）人员准备

仪表整洁，符合要求。洗手，戴口罩。

（二）物品准备

治疗车上层放置 0.25‰碘伏溶液、盛有 39～41 ℃温水的冲洗壶，无菌冲洗盘（无菌弯盘 2 个、无菌棉球 4 个、无菌镊子 2 把、纱布若干），检查垫，快速手消毒剂。以上物品符合要求，均在有效期内。治疗车下层放置医疗废物桶、生活垃圾桶。患者自备便盆。

四、操作程序

（1）解释操作目的，保护患者隐私，消除紧张，取得患者合作。

（2）嘱患者排空膀胱，取屈膝仰卧位，床上垫检查垫，协助患者脱去一侧裤腿,两腿分开,暴露会阴,臀下垫便盆。

(3)快速手消毒剂消毒双手。

(4)打开无菌冲洗盘,将2个弯盘分开,一个弯盘中放1把镊子、3个棉球,另一个弯盘中放纱布、1个棉球和1把镊子。

(5)左手持用盛39～41℃温水的冲洗壶,嘱患者鼓起腹部,冲阴阜。

(6)右手持第一把镊子分别夹取3个棉球,边冲边擦,顺序为对侧腹股沟、大小阴唇至近侧腹股沟、大小阴唇至阴蒂、尿道口、阴道口、肛门。用过的棉球置于便盆内。

(7)将第一把镊子和空弯盘置于治疗车下层。

(8)左手持0.25%碘伏溶液,右手持第二把镊子夹取最后一个棉球,分开左右小阴唇,用碘伏冲洗,用过的棉球置便盆内。

(9)夹取无菌纱布将腹股沟和臀部的液体擦干,将弯盘和镊子放至治疗车下层。

(10)撤除便盆和检查垫。

(11)快速手消毒剂消毒双手。

(12)推车回治疗室,整理用物。

五、注意事项

(1)注意保暖,注意保护患者隐私。

(2)操作过程中要按顺序,不可反复擦拭,如果未擦干净可更换新棉球增加擦洗次数。

(3)操作时动作轻柔,避免或减轻患者的不适。

(4)冲洗时避免浸湿患者的衣服。

第六节 变换卧位

一、目的

(1)协助患者在床上翻身。

(2)预防压疮,增加患者舒适感。

二、评估

(一)评估患者

(1)双人核对医嘱。

(2)核对患者床号、姓名、病历号和腕带(请患者自己说出床号和姓名)。

(3)评估患者病情、意识状态、皮肤情况,活动耐力和配合程度。

(4)评估患者自理能力,有无导管、牵引、夹板固定,身体有无移动障碍。

(5)评估患者体位是否舒适,了解肢体和各关节是否处于合理的位置。

(6)翻身或体位改变后,检查各导管是否扭曲、受压、牵拉。

(二)评估环境

关门窗,必要时使用屏风遮挡,病室温度适宜。

三、操作前准备

(一)人员准备

仪表整洁,符合要求。洗手,戴口罩。

(二)物品准备

治疗车上层放置软枕2个,快速手消毒剂。以上物品符合要求,均在有效期内。治疗车下层放置医疗废物桶、生活垃圾桶。

四、操作程序

(一)协助患者翻身

(1)检查并确认病床处于固定状态。

(2)妥善安置各种管路,翻身后检查管路是否通畅,根据需要为患者叩背。

(3)检查并安置患者肢体,使各关节处于舒适的位置。

(4)轴线翻身时,保持整个脊柱平直,翻身角度不可超过60°,有颈椎损伤时,勿扭曲或旋转患者头部,保护颈部。

(5)记录翻身时间。

(二)协助患者体位转换

(1)卧位到坐位的转换:长期卧位患者注意循序渐进,先半坐卧位,再逐步改为坐位。

(2)协助患者从床尾移向床头:根据患者病情放平床头,将枕头横立于床头,向床头移动患者。

（三）床过轮椅的步骤

（1）轮椅锁紧，放置在患者患侧，约45°。

（2）患者坐在床边，双足着地，相距约20 cm，双手在双膝上，交叠放在身前。

（3）协助者站在患者面前，双膝挟住患者双膝。

（4）协助者双手从患者腋下穿过，托住患者肩胛骨。

（5）过轮椅时协助患者将身体向前弯，然后站起，并将患者转至背部向着轮椅（协助者应保持背部挺直）。

（6）轮椅位置正确时便可将患者缓缓放下，放下时患者身体也要向前弯。

五、注意事项

（1）注意各种体位转换间患者的安全，保护管路。

（2）注意体位转换后患者是否舒适；观察病情、生命体征的变化，记录体位维持时间。

（3）协助患者体位转换时，不可拖拉，注意节力。

（4）被动体位患者翻身后，应使用辅助用具支撑体位保持稳定，确保肢体和关节处于功能位。

（5）注意各种体位受压处的皮肤情况，做好预防压疮的护理。

（6）颅脑手术后，不可剧烈翻转头部，应取健侧卧位或平卧位。

（7）颈椎或颅骨牵引患者，翻身时不可放松牵引。

（8）石膏固定和伤口较大患者翻身后应使用软垫支撑，防止局部受压。

第七节　保护性约束

一、目的

（1）防止患者伤害自己或他人。

（2）预防意识不清、躁动不安的患者跌倒或坠床，维护患者安全。

（3）限制躁动、无法合作患者的活动，防止患者自拔管路或移除敷料。

二、评估

(一)评估患者

(1)核对患者床号、姓名、病历号和腕带(请患者说出自己的床号和姓名)。

(2)评估患者的病情、意识状态、肢体活动度,评估患者约束部位皮肤的色泽、温度、完整性,评估患者的理解程度等。

(3)告知患者和家属约束的必要性,保护具的使用目的、作用和使用方法,取得配合。

(4)必要时需协同家属签署约束知情同意书,取得家属配合。

(二)评估环境

安静整洁,宽敞明亮,温度适宜。

三、操作前准备

(一)人员准备

仪表整洁,符合要求。洗手,戴口罩。

(二)物品准备

治疗车上层放置约束用具 1 套(约束带、约束衣、大单)以及保护用具(棉垫)。

四、操作程序

(一)肢体约束法

暴露患者腕部或踝部;用棉垫包裹腕部或者踝部;将保护带打成双套结套在棉垫外,稍拉紧,使之不松脱;将保护带系于两侧床沿;为患者盖好盖被,整理床单位和用物。

(二)肩部约束法

暴露患者双肩;将患者双侧腋下垫棉垫;将保护带置于患者双肩下,双侧分别穿过患者腋下,在背部交叉后分别固定于床头;为患者盖好盖被,整理床单位和用物。

(三)全身约束法

全身约束法多用于患儿的约束。具体方法:将大单折成自患儿肩部至踝部的长度,将患儿放于中间;用靠近护士一侧的大单紧紧包裹同侧患儿的手足至对侧,自患儿腋窝下掖于身下,再将大单的另一侧包裹手臂和身体后,紧掖于靠护士一侧身下;如患儿过分活动,可用绷带系好。

五、注意事项

(1)实施约束时,使患者肢体处于功能位,约束带松紧适宜,以能伸进 1~2 指为原则。

(2)在约束过程中护理人员应每隔 15~30 分钟观察约束部位末梢循环情况和约束带的松紧程度,定时更换约束肢体。同时与患者交谈,理解其感受和需要,同时给予心理支持,以减少焦虑和不安。

(3)保护性约束属制动措施,使用时间不宜过长,病情稳定或者治疗结束后,应及时解除约束。需较长时间约束者,每 2 小时松解约束带 1 次并活动肢体,并协助患者翻身。

(4)准确记录并交接班,包括约束的原因、时间、约束带的数目、约束部位、约束部位皮肤状况、解除约束时间等。

(5)执行约束前须有医嘱,且向患者或家属解释约束的目的、原因和注意事项,以减少患者焦虑。

(6)评估患者是否有继续执行约束的必要性,与医师进行讨论,并记录在护理记录单上。

(7)约束带固定于床上的结头要隐蔽,以患者看不到、摸不到为宜。

(8)约束带定期清洗消毒,保持清洁。

第三章 内科护理

第一节 心 包 疾 病

心包疾病是由感染、肿瘤、代谢性疾病、尿毒症、自身免疫病、创伤等引起的心包病理性改变。除原发感染性心包炎症外,尚有肿瘤、代谢性疾病、自身免疫性疾病等所致的非感染性心包炎。按病程可分为急性、亚急性和慢性心包炎,按病因可分为感染性、非感染性、过敏性或免疫性心包炎。临床以急性心包炎和慢性缩窄性心包炎最常见。常有呼吸困难、胸痛、气短、颈静脉怒张、听诊心尖冲动减弱或消失,急性心包炎听诊有心包摩擦音,重者有心脏压塞症状及肝大、腹水等。药物治疗包括应用激素、抗感染药、抗结核药以及其他病因治疗;有心脏压塞症状时可以行心包穿刺、心包引流,严重者可以考虑心包切开引流或心包切除术。

一、一般护理

(1)执行一般内科护理常规。

(2)卧位与休息:急性期患者应充分卧床休息,直至胸痛消失和发热消退。协助患者取舒适体位,如半卧位;心脏压塞患者取前倾坐位,提供床上小桌倚靠,减少活动,保持情绪稳定,勿用力咳嗽、深呼吸或突然改变体位,恢复期患者可适当活动。

二、饮食护理

合理搭配膳食,补充高蛋白、高热量、富含维生素、易消化饮食,少食多餐,低盐饮食,保持大便通畅。戒烟、酒。

三、用药护理

注意抗生素、抗结核药物和化疗药物的不良反应,定期监测肝、肾功能。疼痛时应用非甾体抗炎药如阿司匹林,注意观察有无胃肠道症状、出血倾向等不良反应,这种情况可能突然出现,对于 65 岁以上的患者风险更大。疼痛剧烈者,可应用吗啡类药物。

四、并发症护理

心脏压塞:观察患者是否有心动过速、血压下降、脉压变小和静脉压明显升高等急性循环衰竭表现,协助患者卧床,立即通知医师,开放静脉通路,必要时协助医师行心包穿刺。

五、病情观察

(1)定时测体温、脉搏、血压,注意脉搏的速率、节律变化。注意有无脉搏细速或奇脉。

(2)观察胸痛的部位、性质、持续时间及与呼吸运动的关系,有无放射痛及伴随症状等。

(3)观察有无心包摩擦音和心浊音界增大。

(4)观察患者呼吸频率、节律和深浅变化,有无面色苍白或发绀,注意有无心脏压塞征象,及早发现并发症。

六、健康指导

(1)适当参加锻炼活动,避免剧烈运动或重体力劳动,以不引起胸闷、气促等不适症状为宜。加强营养,增强机体抵抗力。限制钠盐摄入。

(2)加强个人及居室卫生,注意防寒保暖,避免上呼吸道感染。

(3)注意观察有无胸痛、胸闷、呼吸困难及发热等征象。

(4)加强沟通,消除顾虑,保持心态平和。

(5)坚持疗程服药,不可擅自停药,定期检查肝、肾功能。

第二节 间质性肺疾病

间质性肺疾病(interstitial lung disease,ILD)是主要累及肺间质、肺泡和

(或)细支气管的一组肺部弥漫性疾病。除细支气管以上的各级支气管外,ILD几乎累及所有肺组织。由于细支气管和肺泡壁纤维化,肺顺应性下降,肺容量减少,出现限制性通气功能障碍,细支气管的炎症及肺小血管闭塞引起通气/血流比例失调和弥散功能降低,最终发生低氧血症和呼吸衰竭。

一、病因与病理生理

(一)病因

1.职业/环境

无机粉尘包括二氧化硅、石棉、滑石、铍、煤、铝、铁等引起的尘肺;有机粉尘吸入导致的外源性过敏性肺泡炎。

2.药物

抗肿瘤药物(博来霉素、甲氨蝶呤等);心血管药物(胺碘酮等);抗癫痫药(苯妥英钠等);其他药物(呋喃妥因、口服避孕药、口服降糖药等)。

3.其他

治疗诱发:放射线照射、氧中毒等治疗因素。

感染:病毒、细菌、真菌、寄生虫等感染。

恶性肿瘤:癌性淋巴管炎、肺泡细胞癌、转移性肺癌等。

4.病因不明

结缔组织病相关的肺间质病,包括类风湿关节炎、全身性硬化症、系统性红斑狼疮、多发性肌炎、皮肌炎、干燥综合征、混合性结缔组织病、强直性脊柱炎等。遗传性疾病相关的肺间质病,包括家族性肺纤维化、结节性硬化症、神经纤维瘤病等。

(二)病理生理

肺泡结构的破坏,纤维化伴蜂窝肺形成。早期主要是炎症细胞渗出,晚期是成纤维细胞和胶原纤维增生,逐渐形成纤维化,气腔变形扩张成囊状,大小从1 cm至数厘米,称之为蜂窝肺。

二、临床表现

(一)咳嗽、咳痰

初期仅有咳嗽,多以干咳为主,个别病例有少量白痰或白色泡沫痰,部分患者痰中带血,但大咯血非常少见。

(二)气促、发绀

气促是最常见的首诊症状,多为隐袭性,在较剧烈活动时开始,渐进性加重,常伴浅快呼吸,很多患者伴有明显的易疲劳感,偶有胸痛,严重时出现胸闷、呼吸困难。病情进一步加重可出现发绀,并可发展为肺心病。

(三)发热

急性感染时可有发热。

三、诊断

(一)胸部 X 线检查

胸部 X 线检查可见双肺弥漫性网状影、结节状阴影。双肺底部网状提示间质水肿或纤维化,随病情发展,出现粗网状影,至病变晚期可出现环状条纹影。结节大小、形状和边缘可各不相同,为肺内肉芽肿和肺血管炎。

(二)肺功能检查

间质性肺疾患常为限制性通气功能障碍,如肺活量和肺总量减少,残气量随病情进展而减少。第 1 秒用力呼气容积与用力肺活量之比值升高,流量容积曲线呈限制性描图。间质纤维组织增生,弥散距离增加,弥散功能降低,肺顺应性差,中晚期出现通气与血流比例失调,因而出现低氧血症,并引起通气代偿性增加所致的低碳酸血症。间质性肺病在 X 线影像未出现异常之前,即有弥散功能降低和运动负荷时发生低氧血症。肺功能检查对评价呼吸功能损害的性质和程度,以及治疗效果有帮助。

四、治疗

(一)首要的治疗

祛除诱因。有部分患者在脱离病因及诱因后,可自然缓解,不需要应用激素治疗。

(二)主要的治疗

抗炎、抗纤维化、抗氧化剂、抗蛋白酶、抗凝剂、细胞因子拮抗剂、基因治疗及肺移植等。

(三)最常用、有效的治疗

应用糖皮质激素和免疫抑制剂,以及应用干预肺间质纤维化形成的药物。

（四）氧疗

给予氧气吸入，必要时应用无创呼吸机辅助通气。

五、护理

（一）护理评估

（1）评估患者的病情、意识、呼吸状况、合作程度及缺氧程度。

（2）评估患者的咳痰能力、影响咳痰的因素、痰液的黏稠度及气道通畅情况。

（3）评估肺部呼吸音情况。

（二）氧疗护理

（1）护士必须掌握给氧的方法（如持续或间歇给氧和给氧的流量），正确安装氧气装置。

（2）了解肺功能检查和血气分析的临床意义，发现异常及时通知医师。

（3）用氧的过程中严密观察病情，密切观察患者的呼吸、神志、血氧饱和度及缺氧程度改善情况等。

（三）用药护理

（1）嘱患者按时服用护胃药。避免过硬饮食。观察大便的颜色、性质，询问有无腹痛等情况。

（2）使用激素时必须规律、足量、全程服用药物，不能擅自停药或减量。劳逸结合，少去公共场所，以免交叉感染。

（3）建议补钙，预防骨质疏松，注意饮食中补充蛋白质，控制脂肪与糖分的摄入。注意血压及血糖的改变，定期、定时监测血压及血糖。

（四）健康指导

（1）注意保暖，随季节的变更加减衣服，预防感冒，少去公共场所，如有不适及时就医。

（2）适当锻炼，如慢走、上下楼等，用以提高抗病能力。进行呼吸功能锻炼以改善通气功能。

（3）帮助患者认识吸烟对人体的危害，劝告患者戒烟。

（4）指导患者进行有效的咳嗽、排痰。间质性肺病的患者常有咳嗽，一般情况下为刺激性干咳，合并肺部感染时，有咳痰，因此有效的咳嗽能促进痰液的排出，保持呼吸道通畅。

（5）使用激素时必须规律、足量、全程服用药物，不能擅自停药或减量。

第三节　肺尘埃沉着病

肺尘埃沉着病又称尘肺,是由于在职业活动中长期吸入生产性粉尘并在肺内潴留而引起的以肺组织弥漫性纤维化为主的全身性疾病。中国尘肺患者累计超过 60 万,目前尚无根治的药物。我国法定 12 种尘肺,包括硅肺、煤工尘肺、石墨尘肺、碳墨尘肺、滑石尘肺、水泥尘肺、云母尘肺、陶工尘肺、铝尘肺、电焊工尘肺、铸工尘肺、石棉肺。

一、病因

粉尘吸入后绝大部分被排出,但仍有一部分长期滞留在细支气管与肺泡内,不断被肺泡巨噬细胞吞噬,这些粉尘及吞噬粉尘的巨噬细胞是主要致病因素。一系列的研究表明,尘肺病变形成后,肺内残留的粉尘还继续与肺泡巨噬细胞起作用,这是尘肺患者虽然脱离粉尘作业但病变仍继续发展的主要原因。

二、诊断

(1)尘肺诊断的前提条件是必须有确切的职业性粉尘接触史。

(2)尘肺患者虽可有不同程度的呼吸系统症状和体征及某些实验室检查的异常,但均不具有明确的特异性,因此只能作为尘肺诊断的参考。

(3)临床检查和实验室检查重点是排除其他肺部疾病,如肺结核、肺癌及其他各种弥漫性肺纤维化、结节病、含铁血红素沉着症等。

三、临床表现

(一)症状

尘肺的症状包括胸痛、呼吸困难、咳嗽、咳痰、反复感染、咯血等局部症状和其他全身症状。

(二)体征

1.呼吸道

呼吸道可见鼻腔黏膜萎缩、咽部发红、黏液增多等,病情进展或出现并发症时可见唇、甲发绀及呼吸困难等。

2.肺部体征

早期多无明显阳性体征,有时可听到呼吸音粗糙、减弱等,晚期肺部体征常与并发症有关。

3.心脏体征

合并肺源性心脏病时临床可以检查到心力衰竭各种征象,其余多无阳性体征。

四、并发症

常见的并发症:呼吸道感染,肺结核,晚期尘肺可导致肺源性心脏病、呼吸衰竭、气胸;肺癌、间皮瘤主要见于石棉肺患者。

五、治疗

(一)治疗原则

(1)尘肺患者应及时调离粉尘作业,并根据病情需要进行综合治疗。积极预防和治疗肺结核及其他并发症,以期减轻症状、延缓病情进展,提高患者寿命、提高患者生活质量。

(2)医学界常用克矽平、柠檬酸、粉防己碱、羟基哌喹、磷酸哌喹等这些药物来减轻症状、延缓病情进展。在用上述药物治疗的同时应积极对症治疗,预防并发症,增强营养,生活规律化和适当的体育锻炼。

(二)并发症治疗

1.合并感染的治疗

合并肺结核时加用抗结核药物治疗,合并细菌感染加用抗生素治疗。

2.气胸的治疗

单侧少量气胸且症状不明显者给予吸氧、卧床休息即可,咳嗽剧烈者可给予镇咳药,大量气胸者给予胸腔闭式引流。

3.肺源性心脏病

控制感染,控制心力衰竭,低流量持续给氧,血管扩张剂的使用以减轻心脏负担增加心排血量,改善通气,纠正电解质平衡紊乱。

4.呼吸衰竭的治疗

治疗呼吸衰竭最重要的措施是用足量、有效的抗生素迅速控制肺部和支气管的感染;解除支气管痉挛,保持呼吸道通畅,清除阻塞呼吸道的黏稠分泌物,必要时插管吸痰。吸氧:缓解缺氧、改善症状。改善通气:可采用呼吸兴奋剂,严重通气不良者,给予呼吸机辅助通气,提高氧分压,排出二氧化碳;纠正酸中毒。

5.大容量全肺灌洗术

基本方法:患者在静脉复合麻醉下,双腔支气管导管对位及两肺分隔满意后,对侧肺接纯氧通气,灌洗侧肺接灌洗装置。灌洗液用 37 ℃无菌生理盐水,每次灌洗量 500～1 500 mL,每侧灌洗不超过 15 次,灌洗总量 10～20 L 不等,历时约 1 小时。直到灌洗回收液由黑色混浊变为无色澄清为止。

六、护理

(一)护理评估

职业史、既往史、精神状态、身高体重、生命体征、呼吸形态、肺部体征、动脉血气分析值、痰液情况、自理能力、神志意识、食欲、皮肤完整性、皮肤及指(趾)甲有无发绀。

(二)冬季护理

冬季是呼吸道感染、支气管哮喘等疾病的高发期。做好尘肺患者的冬季护理,减少上述疾病的发生发展,对延缓患者的病情,延长尘肺患者的寿命有着至关重要的意义。做好尘肺患者的冬季护理主要有以下几方面。

1.保持室内气温适宜

气温寒冷是导致上呼吸道、肺内感染的主要因素。因此要保持居室的适宜温度、整洁及空气新鲜,对减少上呼吸道感染有积极的预防意义。

2.心理护理

保持良好的情绪和乐观的精神状态,避免不良的应激性精神因素刺激,积极配合医疗保健,可使疾病向有利于健康的方面转化。

3.增强患者的体质

患者根据实际情况,坚持做医疗体操,以提高身体的抗病能力,如打太极拳、练气功,清早散步等。既能增强体质,又能锻炼心肺功能,避免过度劳累。

4.饮食及生活起居的护理

由于尘肺患者的脾胃运动功能失常,因此应选择健脾开胃、有营养、易吸收的饮食,如瘦肉、鸡蛋、牛奶、豆粉、新鲜蔬菜和水果。忌食过冷和油腻性食物。尘肺患者应格外注意气候的变化,及时增减衣物,预防感冒。

(三)尘肺并发症的护理

1.合并呼吸道感染的护理

(1)保持病室空气新鲜,每天通风 2 次,每次 15～20 分钟,冬季注意保暖,避免着凉。

(2)遵医嘱正确留取痰标本,并根据药敏实验结果使用抗生素。

(3)观察患者咳嗽的性质,痰液的色、质、量及气味,发现异常及时通知医师。

(4)定时测量并密切观察体温变化,高热需卧床休息。

(5)遵医嘱持续低流量吸氧 2 L/min。

(6)保证湿化吸氧,定时消毒湿化瓶及更换湿化瓶内的液体。

(7)指导并鼓励患者有效排痰,必要时予以协助,痰液黏稠者可遵医嘱予雾化吸入或祛痰药。

(8)避免烟雾及灰尘的刺激,吸烟者劝告其戒烟。

(9)鼓励患者多饮水,每天 1 000～1 500 mL。适当补充蛋白质和维生素增强机体抵抗力。

2.合并气胸的护理

(1)做好心理护理。

(2)观察患者胸痛、咳嗽、呼吸困难的程度,及时与医师联系采取相应的措施。

(3)卧床休息,给予吸氧,避免用力和屏气。

(4)给予高蛋白饮食,适当进粗纤维饮食,保持大便通畅。

(5)有引流管按胸腔闭式引流护理。

3.合并肺源性心脏病的护理

(1)加强巡视,并观察呼吸、心率、心律、血压、尿量及意识等生命体征的变化。

(2)正确记录出入量。

(3)根据病情限制输液量、控制输液速度,输液量每天不超过 1 000 mL,速度不超过每分钟 30 滴。

(4)必要时,遵医嘱给予洋地黄等药物,注意观察药效及毒性反应。

第四节　职业中毒性呼吸系统疾病

职业中毒性呼吸系统疾病是指在职业活动中,某些化学物质直接作用于呼吸系统,导致气道与肺组织炎症、结构破坏而引起以呼吸功能障碍为主的全身性疾病。短时间内吸入较高浓度的刺激性化学物质可引起肺泡上皮细胞和肺毛细血管内皮通透性增加而导致非心源性肺水肿;长时间接触低浓度刺激性气体则可引起慢性阻塞性肺疾病。

一、病因

在生产与生活环境中有许多化学物质以气态或气溶胶状态通过呼吸道吸入而直接损害呼吸系统,高浓度接触可引起急性呼吸系统损害。如因生产布局不合理、工艺落后、管道设备保养不当而长期发生跑、冒、滴、漏现象,劳动者在此环境下,则可引起慢性阻塞性肺疾病。

二、临床类型及表现

(一)急性化学性呼吸系统疾病

1.急性化学性气管-支气管炎

短时间内吸入高浓度刺激性气体后,出现咳嗽、胸闷、胸骨后痛、咳痰,可有痰中带血、气急;常伴有鼻塞、流涕、咽痛、畏光、流泪,并可有眼结膜、咽部充血及水肿。

2.化学性肺炎

化学性肺炎可分为以下两种类型。

(1)中毒性肺炎:因短时间内吸入高浓度具有刺激性的化学物质引起,临床上主要表现为咳嗽、咳痰、气急、咯血、胸痛、发热等,常先有或伴有流泪、眼刺痛、畏光、咽痛、呛咳、胸部紧迫感、声音嘶哑等眼及上呼吸道刺激症状。

(2)吸入性肺炎:因吞吸液体性化学物质如汽油、煤油等类脂质化合物所致的肺炎。临床表现为剧烈呛咳、胸痛、痰中带血或铁锈色痰、呼吸困难、乏力、发热。

3.化学性(中毒性)肺水肿

肺水肿是吸入刺激性气体后较严重的临床表现,由于它的发生是化学物质作用于肺组织并引起损伤的结果,故需一定的演进时间,临床称之为"诱导期",常称潜伏期。诱导期的长短与刺激性气体本身的理化性质、化学物质的毒性强度及作用时间有直接关系;与患者的体力负荷、心肺功能、个体敏感性、联合致病因子、治疗情况等因素有关。

化学性肺水肿的临床特点为在呼吸道刺激反应的基础上,可经一段症状缓解期后,一般在接触化学物质后数小时至24小时变化最常见,常称"水肿期",表现为突然发生呼吸急促、严重胸闷气憋、剧烈咳嗽,大量泡沫痰,每分钟呼吸频率常达 30 次以上,并明显发绀、烦躁不安、大汗淋漓,不能平卧。36 小时左右常为中毒性肺水肿的发展高峰,重者可发生气胸、纵隔气肿,甚至急性呼吸窘迫综合征、多器官功能障碍,危重患者到晚期则可因通气功能障碍而引起二氧化碳潴留。

4.急性呼吸窘迫综合征

急性呼吸窘迫综合征是化学性肺水肿发展的最严重阶段,其临床表现如下:①突然发生进行性呼吸窘迫,呼吸频率>28 次/分;②氧合指数(PaO_2/FiO_2)≤40.0 kPa(300 mmHg);③正位 X 射线胸片显示双肺均有斑片状阴影;④肺动脉嵌顿压>3.3～4.0 kPa(25～30 mmHg)。

5.阻塞性细支气管炎

有些刺激性气体如光气、氮氧化物、有机氟热裂解气等引起的肺水肿,在恢复后 2～6 周又可出现逐渐加重的咳嗽、发热、呼吸困难,甚至死于急性呼吸衰竭。

6.反应性气道功能不全综合征

某些刺激性化学物质急性吸入后所致临床表现仅为哮喘样发作,伴有明显呼吸困难、咳嗽、胸闷、双肺哮鸣音等,且症状不易缓解,病程常持续 3 个月以上。

(二)慢性阻塞性肺疾病

主要症状如下。①呼吸困难:为慢性阻塞性肺疾病最重要的症状。②慢性咳嗽:通常为首发症状,初起咳嗽呈间歇性,早晨较重。以后早晚或整日均有咳嗽,少数病例咳嗽伴有咳痰,也有少数病例虽有明显气流受阻但无咳嗽症状。③咳痰:咳嗽后通常咳少量黏液性痰,部分患者在清晨较多,合并感染时痰量增多,常有脓性痰。④喘息和胸闷。⑤其他症状:全身性症状,如体重下降、食欲减退、外周肌肉萎缩和功能障碍、精神抑郁和(或)焦虑等。

三、诊断

(一)职业性急性化学物质中毒呼吸系统疾病的诊断

根据短期内接触较大剂量化学物质的职业史,以急性呼吸系统损害为主的临床表现,结合实验室检查和现场职业卫生学调查资料,经综合分析排除其他病因所致类似疾病后,方可诊断。

(二)职业性刺激性化学物质致慢性阻塞性肺疾病的诊断

根据长期刺激性化学物质高风险职业接触史、相应呼吸系统损害的临床表现和实验室检查结果,以及发病、病程及职业暴露的关系,结合工作场所动态职业卫生学调查、有害因素监测资料及上岗前的健康检查和系统的职业健康监护资料,综合分析,排除其他非职业因素的影响,方可作出诊断。

四、治疗

(一)职业性急性化学物质中毒性呼吸系统疾病的治疗

1.现场急救处理及病因治疗

迅速安全脱离现场,安静、保暖;彻底清洗眼、皮肤污染;严密观察病情,对症处理。

2.保持呼吸道通畅

给予支气管解痉剂、止咳化痰药、雾化吸入消泡剂;吸入具有腐蚀性的气体时,应及时开展电子喉镜检查,清除脱落黏膜组织,必要时气管切开。

3.合理氧疗

原则是根据病情选择合适的给氧方法,用最低有效浓度的氧,在最短时间内达到纠正低氧血症的目的,使动脉血氧分压维持在 $10.7 \sim 13.3$ kPa($80 \sim 100$ mmHg)。

4.液体管理

高通透性肺水肿是急性化学性肺损伤的病理生理特征,肺水肿的程度与预后呈正相关,因此,通过积极的液体管理改善肺水肿具有重要的临床意义。

5.非异性的拮抗剂

局部的炎症反应是化学性肺水肿发生和发展的重要机制,针对发病主要环节予以糖皮质激素,减轻肺部和全身炎症反应,达到拮抗作用。

6.控制继发感染

采用静脉给予抗生素,同时口服或咽部局部应用抗生素。

7.其他治疗

自由基清除剂;改善微循环;利尿;雾化吸入;加强营养支持。

(二)职业性刺激性化学物质所致慢性阻塞性肺疾病的治疗

(1)职业性刺激性化学物质致慢性阻塞性肺疾病的患者,应尽早脱离接触刺激性化学物质的工作环境。

(2)尽量避免接触环境中刺激性烟、雾、尘等。

(3)药物治疗:包括局部用药和全身用药,局部用药如支气管舒张剂、糖皮质激素,全身用药包括磷酸二酯酶-4 抑制剂、抗氧化剂等治疗。

(4)氧疗:长期氧疗目的是使患者在海平面水平静息状态下达到 $PaO_2>$ 8.0 kPa(60 mmHg)和(或)使 SaO_2 升至 90%,以维持重要器官的功能,保持周围组织的氧气供应。

(5)通气支持:无创通气可用于极重度职业刺激性化学物质所致慢性阻塞性肺疾病的稳定期患者。

(6)康复治疗:康复治疗包括呼吸生理治疗、肌肉训练、营养支持、精神治疗等多方面措施。

五、护理

(一)护理评估

职业史、毒物接触史、既往史、精神状态、身高体重、生命体征、呼吸型态、肺部体征、动脉血气分析值、痰液情况、自理能力、神志意识、食欲、皮肤完整性、皮肤及指(趾)甲有无发绀。

(二)一般护理

保持环境安静、舒适、空气新鲜。给予卧床休息和生活护理,满足患者生活需要。保持床单位的清洁、干燥、平整、无污迹。遵医嘱正确给药,维持水、电解质、酸碱平衡,正确调整补液速度。定时翻身,预防压疮发生。高热时按高热护理常规。急性期禁食,以后根据病情给予相应饮食。

(三)呼吸道护理

1.保持呼吸道通畅

(1)雾化吸入:采用面罩式氧驱动雾化吸入装置,可通过高速氧气把药物变成细微的气雾,吸入至气管、支气管和肺泡,起到稀释痰液、利于排痰、消炎、解痉、平喘等作用。同时,在面罩式氧驱动雾化吸入治疗过程中患者可持续得到充足的氧气供给。雾化吸入后协助患者翻身叩背,以便于排痰。因雾化液中含有糖皮质激素,用药后必须漱口,否则会导致口腔真菌感染或被咽下进入消化道进而作用于胃部。

(2)协助患者翻身叩背:每 2 小时翻身 1 次,翻身同时,可用手掌均匀叩击患者的背部。叩击时手掌微曲呈勺状,自下而上,由远及近进行,使气管及支气管壁上的痰块松动、脱落,以利于痰液及时排出。操作时需注意观察患者意识、血压、心率、呼吸、血氧饱和度等指标变化,如有异常立即暂停。

(3)床旁备好吸引器、气管切开备用物等抢救物品,以备患者出现喉痉挛或喉头水肿产生窒息时采取急救措施。

2.氧疗护理

入院早期给予吸氧,氧流量为 3～5 L/min,缺氧较重者使用面罩吸氧 5 L/min。如给予普通氧疗难以改善低氧血症,可改用双水平气道正压通气。护理中,要注意保持吸氧管路的通畅,每天 2 次鼻腔护理,氧气导管勿扭曲受压,有堵塞及时更换,以保证患者有效地吸入氧气。同时密切观察患者的缺氧症状有无改善,监测血氧饱和度、血气分析的变化,根据病情变化合理选择氧疗装置及调整氧流量。

3.机械通气

患者如因普通氧疗未明显改善低氧血症,可改用经口鼻面罩双水平呼吸机无创通气。参数设置:吸气气道正压 14～16 cmH$_2$O,呼气气道正压 4～6 cmH$_2$O,呼吸频率 12～18 次/分,氧浓度 30％～50％。治疗 1～2 小时后,动脉血气分析示氧分压明显回升,患者恢复稳定的自主呼吸及血氧分压后可撤除呼吸机。目前认为,双水平气道正压通气可使呼气时肺泡仍能维持正压、阻止肺泡萎缩,并可使部分已关闭的肺泡又重新充气,增加功能残气量,减少毛细血管渗出,促进水肿液的吸收,从而防止病情加重。

(1)宣教指导:患者及家属不可擅自调节氧流量,指导其连接和拆除面罩的方法。解释呼吸机有自动漏气补偿功能,因此漏气时会出现流速增大的现象,可能造成患者不适,不必紧张。指导患者放松呼吸并尽量做到经鼻呼吸,保持口腔关闭,否则气体进入消化道会引起胃胀气,影响治疗效果。指导患者保持咳痰意识,定时咳痰,保持一定的饮水量(每天 500 mL 以上),以保持气道湿润,痰不干结。进食、说话、下床活动等可摘下面罩。

(2)观察要点:观察患者的无创通气治疗效果,如呼吸频率、意识变化,监测血气分析指标变化。观察呼吸机工作状态、同步性、管道流畅等。观察面罩位置、松紧度及皮肤是否受压。注意观察管道连接是否正确、有无漏气,湿化液量、温度,集水瓶方向保持向下。每次交接班时查看参数设置有无变化,及时处理报警信号。

(3)呼吸机管路消毒:呼吸机在使用中需维持一定的湿化度,反而有利于细菌生长繁殖,故应定期消毒呼吸机的过滤膜、管道、鼻面罩、湿化器。如沾有分泌物、痰痂、血渍,消毒前应先用清洗剂浸泡、清除。

第五节 肝性脑病

一、定义

肝性脑病是严重肝病引起的、以代谢紊乱为基础的中枢神经系统功能失调的综合病征。

二、疾病相关知识

(一)流行病学特征

世界各国肝硬化年发病率在(25～400)/10万,青壮年多见,35～50岁为发病高峰,而肝性脑病是晚期肝硬化最严重的并发症,也是肝硬化患者最常见的死亡原因。

(二)临床表现

1.Ⅰ期(前驱期)

轻度性格改变和行为改变。应答尚准确,但吐词不清。

2.Ⅱ期(昏迷前期)

Ⅱ期以意识错乱、睡眠障碍、行为失常为主,较前一期症状加重。

3.Ⅲ期(昏睡期)

Ⅲ期以昏睡和精神错乱为主要表现,大部分时间呈昏睡状态。

4.Ⅳ期(昏迷期)

神志完全丧失,不能唤醒。

(三)治疗

(1)及早识别并纠正或去除诱因。

(2)减少和去除肠道氨源性毒物的生成和吸收:限制蛋白质的摄入、清洁肠道、口服抗生素。

(3)促进体内氨的清除:门冬氨酸鸟氨酸等药物的应用。

(4)其他:支链氨基酸、肝脏支持、对症治疗等。

(四)康复

(1)积极去除诱因,配合医师用药治疗。

(2)注意安全防护,防止坠床撞伤等意外。

(五)预后

预后主要取决于肝功能衰竭的程度。肝功能较好、分流术后由于进食高蛋白引起的肝性脑病因诱因明确且易消除,预后好;有腹水、黄疸、出血倾向的患者因肝功能差,预后较差。暴发性肝衰竭所致的肝性脑病预后最差。

三、专科评估与观察要点

(1)观察肝性脑病的早期症状,如有性格、行为异常,观察患者有无理解力、计算力的异常。

(2)观察患者思维、认知的变化,以判断意识障碍程度。

(3)加强生命体征的观察,监测瞳孔变化。

(4)观察尿量、排便情况,定期复查血氨、肝功能、肾功能、电解质变化。

四、护理问题

(一)意识障碍

意识障碍与血氨增高、大脑处于抑制状态有关。

(二)有受伤的危险

受伤与肝性脑病致精神异常、烦躁不安有关。

(三)知识缺乏

缺乏预防肝性脑病发生的知识。

五、护理措施

(一)意识障碍的护理

1.监测生命体征

严密监测生命体征变化,观察患者神志、性格、行为及瞳孔的变化。发现异常立即通知医师,积极给予相应的处理。

2.饮食

昏迷者开始数天禁食含蛋白质食物,供给碳水化合物为主的食物,神志清醒后可逐渐增加蛋白质饮食,每天 30~40 g,给予植物蛋白为宜。

3.昏迷患者的护理

(1)取仰卧位,头偏向一侧,保持呼吸道通畅,吸氧。床头备吸引器。

(2)给予口腔及皮肤护理,预防感染及压疮。

（3）用床挡保护，以防坠床。

（4）留置导尿管，观察尿量、颜色、气味。准确记录出入量，并做好留置导尿管的护理。

（5）遵医嘱使用保肝、降氨药物，观察神志变化，评估药物作用，观察不良反应的出现。

4.避免各种诱发因素

（1）禁止给患者安眠药和镇静的药物。

（2）防止感染：防治皮肤、呼吸系统、泌尿系统感染，遵医嘱及时应用抗生素。

（3）防止大量补液引起低血钾、低血钠，加重肝性脑病。

（4）避免快速放尿和大量放腹水，防止水、电解质紊乱和酸碱失衡。

（5）保持大便通畅，有利于清除肠内含氮物质。

5.心理护理

安慰患者，向家属做好解释工作，建立信心，配合治疗。

（二）有受伤危险的护理

（1）环境：有可能导致患者损伤的物品要远离患者，如玻璃杯、筷子、暖瓶等，有条件者可在桌椅尖部加护垫，以防撞伤。

（2）24小时陪护，使用床栏，预防患者坠床。必要时使用约束并做好皮肤护理，观察皮肤血运情况。

（3）注意个人卫生，剪短指甲以防抓伤。

（4）加强巡视，床头交接班，预防意外发生。

（三）知识缺乏

（1）向患者及其家属介绍肝脏疾病和肝性脑病的有关知识和导致肝性脑病的各种诱因，减少或预防肝性脑病的发生。

（2）向家属讲解肝性脑病的常见症状和治疗、护理方法，以取得家属配合，减少恐慌。

（四）用药指导

应用精氨酸时速度不可过快，以免引起流涎、面色潮红；使用灌肠时间不宜过长，禁用碱性液灌肠。

（五）自理能力评估与指导

患者的自理能力评估需要护理人员的很大帮助或完全帮助。

六、健康指导

（1）指导患者及家属制订合理的饮食原则，不宜进食过量蛋白质及避免粗糙食物，戒酒。

（2）养成良好生活习惯，避免各种感染，保持排便通畅。

（3）指导患者按医嘱规定的剂量、用法服药，了解药物的不良反应；指导患者及家属应慎用镇静药、麻醉药。

（4）指导患者及家属监测肝性脑病发生时的早期征象，定期复诊，出现异常积极就诊。

七、护理结局评价

（1）患者及家属心态平和，可以积极应对疾病。

（2）病情转归，未发展成深昏迷状态。

（3）患者及家属了解疾病的健康知识，减少肝性脑病的发生率。

第六节　痛　风

一、定义

痛风是嘌呤代谢紊乱和（或）尿酸排泄减少所引起的一种晶体性关节炎，临床表现为高尿酸血症和尿酸盐结晶沉积所致的特征性急性关节炎、痛风石形成、痛风石性慢性关节炎，并可发生尿酸盐肾病、尿酸性尿路结石等，严重者可出现关节致残、肾功能不全。

二、临床分类

痛风分为原发性痛风和继发性痛风两大类。原发性痛风除少数由于遗传原因导致体内某些酶缺陷外，大都病因未明，并常伴有中心性肥胖、高脂血症、高血压、冠心病、动脉硬化、糖尿病及甲状腺功能亢进等。继发性痛风是继发于白血病、淋巴瘤、多发性骨髓瘤、溶血性贫血、真性红细胞增多症、恶性肿瘤、慢性肾功能不全、某些先天性代谢紊乱性疾病（如糖原贮积症Ⅰ型）等。呋塞米、乙胺丁醇、水杨酸类（阿司匹林、对氨基水杨酸）及烟酸等药物，也可引起继发性痛风。临床诊疗工作中习惯把"原发性省略"，我们通常所说的"痛风"一般都指原发性痛风。

痛风见于世界各地区、各民族,是男性炎症性关节炎的最常见原因,绝经前女性少发,服用利尿剂或绝经后女性可发生。我国部分地区的流行病学调查显示,近年来我国高尿酸血症及痛风的患病率直线上升,这可能与我国经济发展、生活方式和饮食结构改变有关。

三、临床表现

临床表现主要是由于血清尿酸持续升高,尿酸盐沉积于关节、软组织、软骨、骨骺及肾脏等处而引起的。

(一)痛风的发病年龄

40～50岁达高峰,男性多见,女性很少发病,如有发生大多在绝经期后。

(二)常有反复发作性关节疼痛史

起病急骤,多数于半夜或清晨发作,常见第一跖趾关节受累。关节局部疼痛、皮色潮红,甚至发亮,活动受限。开始累及单个关节,而后累及多个关节,可伴有发热。轻者在数小时或1～2天内自行缓解,重者持续数天或数周后消退。炎症消退后,局部皮肤呈暗红,皮肤皱缩。数天或数年后可再发,以后转入慢性期。

(三)痛风石

痛风石多见于耳轮、前臂伸面、第一跖趾、手指、肘部等处。结石起初质软,以后质地越来越硬,并可溃破形成瘘管。

(四)常见诱发因素

关节损伤、穿紧鞋、走长路、外科手术、饱餐饮酒、过度疲劳、受冷受湿及感染等都可能是诱发因素。

(五)慢性关节炎

如炎症反复发作可引起关节骨质侵蚀缺损及周围组织纤维化,使关节发生肿大、僵硬、畸形,导致关节活动受限,影响肢体运动功能。

(六)肾脏病变

患者出现肾结石或肾盂肾炎,晚期可出现肾绞痛、血尿、少尿甚至尿闭等。严重者伴有尿毒症症状。

四、辅助检查

(一)血尿酸测定

不同的检测方法结果不一。通常尿酸氧化酶法检查男性正常值:

420 μmol/L(70 mg/L);女性比男性低 60 μmol/L(10 mg/L)左右。

(二)滑囊液检查

急性期如踝、膝等较大关节肿胀时,可抽取滑囊液进行旋光显微镜检查,于白细胞内可见双折光的针形尿酸钠结晶,有诊断意义。

(三)X 线检查

早期除软组织肿胀外,关节显影正常,反复发作后有关节软骨缘破坏,关节面不规则,关节间隙狭窄。晚期骨质呈凿孔样缺损,边缘锐利。

五、诊断

诊断痛风最可靠的方法是在发作时从关节中抽取少量液体,并在显微镜下检查。如果发现尿酸结晶,就可诊断痛风。

六、护理

(一)一般护理

执行内科一般护理常规。

(二)饮食护理

1.限制嘌呤摄入量

严格限制嘌呤摄入,食物中的嘌呤量控制在 100～150 mg/d;选用嘌呤含量低的食物,如白菜、青椒、洋葱、青菜、苏打水、梨、蜂蜜、核桃等。避免食用菠菜、蘑菇、肉汁、动物内脏、海鲜等嘌呤含量高的食物。蛋白质摄入控制在 1 g/(kg·d);脂肪摄入控制在 20～30 g/d,提高糖类的摄入量(60%左右),如各类精制大米、玉米面、面粉等主食,糖类可以促进尿酸的排出。

2.限制每天总热量

痛风患者应该控制体重,每天总热量比健康人减少 10%～15%,不可多吃零食,也不可每餐吃得过多、过饱。病情较重时应以植物蛋白为主,碳水化合物应是能量的主要来源。

3.以碱性食物为主

尿酸在碱性环境中容易溶解,使尿液 pH 值在 7.0 以上可以减少尿酸盐结晶的沉积,应多饮水,每天 2 000～3 000 mL,多食用蔬菜、水果、坚果、牛奶等碱性食物。禁止饮酒,特别是啤酒,酒精容易使体内乳酸堆积,不利于尿酸排出。采用周期性植物性饮食,如黄瓜日、西瓜日、苹果日等,每周 2 次,间隔 3 天。

4.注意事项

（1）饮食控制不可过度，以免导致营养失衡加重痛风。

（2）伴有高血压、肥胖、高脂血症者限制钠盐和饱和脂肪酸的摄入。以植物油为主，少用动物油。钠盐每天限制在 2～5 g。

（3）大量的维生素 B 和维生素 C 能促进组织内淤积的尿酸盐溶解，故宜增加维生素 B 和维生素 C 的摄入。

（4）禁食浓茶、咖啡及辛辣食物，防止神经兴奋性过高。

（三）用药护理

（1）使用苯溴马隆、磺吡酮、丙磺舒，可有发热、皮疹、胃肠道反应等不良反应。使用期间，鼓励患者多饮水，口服碳酸氢钠等碱性药物。

（2）如果应用非甾体抗炎药，要密切注意有无活动性消化性溃疡或消化道出血的发生，此类药物应在餐后服用，以减轻药物对胃肠道的刺激。

（3）使用别嘌呤醇时，除有可能出现皮疹、发热、胃肠道反应外，还可能出现肝损害、骨髓抑制等，要密切关注。对于肾功能不全者，使用别嘌呤醇药量宜减半。

（4）使用糖皮质激素时要观察其疗效，并注意有无血糖增高、血压增高、消化道溃疡或出血、感染及有无症状的"反跳"现象。

（四）并发症护理

肾结石：痛风患者的肾结石发病率比普通人群明显增高，22%～40%的原发性痛风患者合并肾结石。

（1）正确留取血、尿标本完成痛风相关监测和肾脏功能监测。

（2）指导患者按医嘱正确服药，并观察治疗效果。

（3）进食优质低蛋白饮食以减轻肾脏负担。疾病早期蛋白摄入量为 1 g/kg，中晚期 0.6～0.8 g/kg。

（4）水肿患者遵医嘱使用利尿剂，同时适当限制水和钠的摄入以尽量减轻肾脏负担。

（5）防止泌尿系统感染：注意个人卫生，正确实施抗菌治疗。

（五）病情观察

（1）观察关节疼痛的部位、性质、间隔时间、有无夜间因剧痛而惊醒等。

（2）观察受累关节周围组织红、肿、热、痛的变化（皮肤颜色、肿胀程度、皮肤温度）和功能障碍。

（3）观察有无过度疲劳、受凉、潮湿、饮酒、饱餐、精神紧张、关节扭伤等诱发痛风急性发作的因素。

（4）观察有无痛风石体征，结石的部位，有无破损，有无症状。

（5）观察药物疗效及不良反应及时反馈给医师，调整用药。

（6）观察患者体温的变化，有无发热。

（7）监测血、尿中尿酸水平，肝、肾功能，以及血脂、血糖的变化。

（六）健康指导

1.知识宣教

向患者及家属讲解痛风的相关知识，说明本病是需要终生干预治疗的疾病，但经过积极有效的治疗，患者可以维持正常的生活。嘱其一定要保持心情舒畅，避免情绪低落或紧张；培养良好的生活方式；肥胖的患者要减轻体重；避免劳累、受凉、感染、外伤等诱发因素。

2.饮食指导

指导患者严格控制饮食，限制进食高嘌呤食物；忌饮酒，多饮水尤其是碱性水，多食碱性食物，有助于尿酸的排出。

3.适度活动与保护关节

急性期避免运动；运动后疼痛超过 1 小时，则暂时停止此项运动；不要长时间持续进行重体力劳动或工作，可选择交替完成轻、重不同的工作；嘱患者定时改变姿势，使受累关节保持舒适，若局部红肿，应尽可能避免其活动。

4.促进局部血液循环

可通过局部按摩、泡热水澡等保持局部血液循环，避免尿酸盐结晶形成。

5.自我观察病情

经常用手触摸耳轮及手足关节，检查是否有痛风石形成。定期于门诊复查血尿酸，随访。

第四章 外科护理

第一节 颈 动 脉 瘤

颈动脉瘤是指动脉血管直径超过正常动脉管径150%时的永久性局限扩张（颈动脉直径3～7 mm）。

一、病因

颈动脉瘤病因复杂,目前以动脉粥样硬化和创伤居多,此外,还有少部分是由放疗、动脉壁中层囊性变、肌纤维发育不良、先天遗传性疾病、Marfan综合征、白塞综合征以及大动脉炎引起的,总动脉动脉瘤尤其是分叉处动脉瘤最常见,其次是颈内动脉动脉瘤,而颈外动脉动脉瘤最少见。颈动脉瘤分为真性和假性动脉瘤,真性动脉瘤较常见,假性颈动脉瘤在临床上极其少见,多以个案或小宗病例的形式报道,依据典型的临床表现,该病的诊断一般并不困难。具体仍未明确,颈动脉壁弹力蛋白的水解、弹性减退是主要的原因,如动脉硬化、血管胶原病等;生物力学的持续压力（如高血压）是重要的危险因素,其他如感染、外伤、动脉炎、妊娠、梅毒、医源性损害也是可能的病因。

二、病理生理

正常的动脉由3层构成:血管内膜、血管中膜、血管外膜。血管内膜是血管壁的最内层,由与血液直接接触的内皮细胞构成。这些内皮细胞通过产生活性氧参与动脉瘤的形成。

根据发病机制将颈动脉瘤的病理生理表现分为3类。

(一)真性动脉瘤

真性动脉瘤的扩张累及所有的3层血管壁（内膜、中膜、外膜）,动脉粥样硬化是最常见的病因。由于脂质在动脉壁沉积,形成粥样硬化斑块及钙质沉积,使动脉壁失去弹性,外膜滋养血管受压,血管壁缺血。在血流压力冲击下,动脉壁变薄部分逐渐扩张膨大而形成动脉瘤,多数呈梭形,病变多累及动脉壁全周,长度不一。瘤壁厚薄不均,常可发生自行破裂而引起大出血。

(二)假性动脉瘤

假性动脉瘤主要由创伤引起。动脉壁破裂后,血流通过破裂处进入周围组织而形成搏动性血肿。瘤壁由动脉内膜或周围纤维组织构成,瘤内容物为凝血块及激化物,瘤体呈囊状,与动脉相通,瘤颈部较狭窄。

(三)夹层动脉瘤

夹层动脉瘤主要由先天性动脉中层囊性坏死或退行性变所致。颈动脉壁中层发生坏死病变,当内膜受损破裂时,在动脉压血流冲击下,动脉中层逐渐分离形成血肿、扩张,并向远处延伸,动脉腔变为真腔和假腔的双腔状,形成夹层动脉瘤。

血管外膜由间质胶原、成纤维细胞、神经纤维和滋养血管组成,它参与了动脉瘤的发病机制。从主动脉根部到分叉,血管的滋养血管密度越来越稀。几十年来一直存在一种推测,密度逐渐降低的外膜滋养血管和主动脉远端逐渐升高的动脉瘤形成率存在某种潜在联系。然而,主动脉外膜滋养血管的节段性差异与动脉瘤形成的证据仍然不明确。

三、临床表现

颈部无症状的搏动性肿块,颈动脉瘤严重扩张可压迫周围组织引起相应症状,如压迫食管出现吞咽困难,压迫气管造成呼吸困难,压迫周围神经而出现相应神经损伤症状,还可能因为附壁血栓脱落而出现短暂性脑缺血发作或脑梗死症状,甚至出现动脉瘤破裂而造成大出血。有些动脉瘤可伴有疼痛症状。发现颈部肿块,有明显的搏动及杂音,少数肿块因瘤腔内被分层的血栓堵塞,搏动减弱或消失。发生在颈总动脉、颈内动脉的动脉瘤可影响脑部供血,瘤体内血栓脱落可引起脑梗死,患者可出现不同程度的脑缺血症状,如头痛、头晕、失语、耳鸣、记忆力下降、半身不遂、运动失调、视物模糊等。瘤体增大压迫神经、喉、气管、食管,可出现脑神经瘫痪、霍纳综合征、吞咽困难、呼吸困难等。

四、辅助检查

(一)计算机体层成像

计算机体层成像(computed tomography,CT)能详细了解颈动脉瘤的大小、位置,与颅内、外及周围组织的关系,尤其是计算机体层血管成像(computed tomography angiography,CTA)血管三维重建,更能清晰地显示瘤体与颈动脉的关系,可逼真地显示动脉瘤的形态、瘤颈的部位以及与周围结构的关系,为手术提供有价值的信息。

(二)磁共振成像

磁共振成像(magnetic resonance imaging,MRI)能显示瘤体大小、形态、部位及与颈动脉的关系,还可以从矢状面、冠状面和横切面3个方向显示肿瘤,利于区分颈动脉瘤和周围组织。

(三)数字减影血管造影

数字减影血管造影(digital subtraction angiography,DSA)可发现颈动脉瘤具体的大小、形态、位置、性质及腔内情况。

(四)彩色多普勒超声

彩色多普勒超声为无创检查,使用方便,费用较低,是颈动脉瘤的首选检查。可清楚显示瘤体的位置、大小及内部血流情况。同时可了解瘤体与周围血管的关系。

(五)腔内血管造影

腔内血管造影是诊断动脉瘤的“金标准”,不仅有上述检查的所有好处,还可了解颅内血管的代偿情况以及判断形成瘤体内血流的状况。

五、诊断

一般有搏动性包块,辅助检查显示动脉直径超过正常颈动脉直径的150%时可确诊。但血管造影仍是诊断颈动脉瘤的“金标准”。

肿块位于颈侧部,有明显搏动及收缩期杂音,压迫肿块近心端动脉时,搏动减弱或消失,即可作出诊断。但遇肿块搏动及杂音不明显者,诊断较困难。DSA检查对确定诊断具有重要意义。由于动脉瘤形成的原因不同,DSA显影也略有不同。先天性动脉瘤瘤体一般较小,自绿豆到黄豆大小,呈囊状,有蒂与动脉干连接;动脉硬化形成的动脉瘤可见到瘤动脉纤细弯曲,动脉腔变窄或粗细不均,瘤体呈梭形;外伤性动脉瘤为囊性或多房性。近年来应用磁共振血管成像(magnetic resonance angiography,MRA)诊断动脉瘤的价值日益受到重视。MRA是一种无创性检查方法,患者可免于动脉或静脉穿刺之苦,MRA诊断动脉瘤较DSA更具优势。

颈动脉瘤与颈动脉体瘤的鉴别,前者为膨胀性搏动,常伴杂音,压迫颈动脉近心端,肿块明显缩小,搏动及杂音减弱或消失。而后者为传导性搏动,DSA 显示颈动脉分叉增宽,并可见肿块将颈动脉分叉推向前。

六、鉴别诊断

应注意与颈动脉体瘤鉴别,由于后者紧邻颈动脉,也可表现为无痛性的搏动性包块,此包块上下固定而内外可动,此外还需与增大的淋巴结、淋巴管瘤、颈部各种肿瘤、扁桃体周脓肿等鉴别。

七、治疗

未经治疗的颈动脉瘤发生脑梗死的风险高于 50%,确诊病例推荐手术治疗。

(一)外科手术

术前尽可能选择行两侧颈动脉及全脑血管造影,了解 Willis 环情况,指导患者做 Matas 试验,促使颅内血管建立侧支循环,为术中阻断颈动脉作准备。术中尽可能采取控制性低温(32 ℃),可降低脑耗氧量,延长颈动脉血流阻断时间,减少术后脑组织缺氧性损害。在游离颈动脉时应避免过度牵拉,尽可能减少栓子脱落的机会和对颈动脉窦的刺激。提高手术技巧,尽量缩短阻断颈动脉血流时间,术中阻断颈总动脉时应测颈动脉残端压,如颈动脉残端压达到 6.7 kPa(50 mmHg)以上,说明 Willis 环提供的侧支循环完全能够代偿颈动脉阻断后的脑血流,颈动脉残端压<6.7 kPa(50 mmHg)时,颈动脉转流管在手术中有良好的保护作用;阻断颈动脉前,应行肝素化治疗以预防脑动脉继发血栓形成。术中切开颈动脉瘤后,将瘤内血栓及硬化斑块组织清除干净。吻合血管时用肝素盐水不断冲洗吻合口,以防发生凝血。颈动脉重建在移植材料的选择方面,大隐静脉为首选材料,因其为自体血管组织,相容性好,不发生组织排异,抗感染力强,易存活;且管径适中,分支较少,切取方便,管壁有一定厚度,可耐受动脉血流的长期冲击,不易逐渐发生膨胀扩张或形成动脉瘤。股浅动脉也为自体血管,抗感染力最强,具有一定机械强度,口径合适,是颈动脉重建的可靠材料,其缺点是附加一次血管吻合手术,增加手术的复杂性,并且有下肢缺血危险,不作为常规使用。人造血管选材方便,无长度、口径等限制,但存在以下不足:异物排斥反应,易感染,费用昂贵,也不作为常规使用。

手术治疗的原则是在维持脑组织足够血供的情况下,切除或孤立动脉瘤。颈动脉瘤切除并血管重建术是治疗颈动脉瘤的理想手术方式。但由于颈动脉特殊的解剖位置,对其瘤体的处理及颈动脉重建也有异于其他部位的动脉瘤。颈动脉瘤手术的主要危险是阻断颈总动脉或颈内动脉时间过长引起脑循环障碍,患者发生偏瘫或死亡。术前评估动脉瘤近、远侧累及的范围,动脉瘤大小,病因,以及来自对侧颈动脉和后循环的侧支循环状态。综合评估优化手术方案,对外科手术难以处理的病例应考虑后续的血管腔内介入治疗。

1.直接动脉结扎术

20 世纪 50 年代之前直接动脉结扎术是颈动脉瘤的普遍治疗方式,脑梗死发生率较高,一般限用于某些感染性动脉瘤或解剖因素所致远侧无法控制的病例。目前此术式基本弃用,此类患者可考虑血管腔内介入治疗。

2.颈动脉瘤切除、颈动脉血运重建手术

重建颈动脉循环可采用自体静脉,应用较多的是近段自体大隐静脉。如无适用的自体静脉,可选用人工血管。

3.颈动脉瘤缩缝成形或补片成形术

在处理较大的动脉瘤时,完整游离和切除瘤体可能导致较高的脑神经损伤发生率。建议行部分瘤体切除并补片成形术,减少迷走神经、喉返神经和舌咽神经损伤,同时保留了颈外动脉。

(二)血管腔内介入治疗

血管腔内介入治疗近年来也应用于颈动脉瘤的治疗,该技术可避免脑神经损伤,处理外科难以处理的病变,如一些进展到颅底的动脉瘤或者放疗导致的动脉瘤,罕见情况下的颈动脉内膜切除术后短期补片破裂或缝线断裂导致的假性动脉瘤,腔内治疗为佳,可以避免局部解剖时的炎症和粘连。颈动脉覆膜支架是高性能医用金属或高分子材料制作而成的,是在人体内长期留置的假体,其主要作用是对管腔进行有利地支撑和隔绝支架内外的血流,起到血液通道重建和扩张的作用,进而缓解颈动脉管腔过度膨胀导致的动脉破裂。随着颈动脉支架植入术在临床中的广泛应用,其带来的相关并发症和护理研究也随之增多。

根据瘤体大小及部位采取不同的手术方式。①较小囊性动脉瘤:游离瘤体,于颈部放置钳子,切除瘤体,缝合。②梭状动脉瘤:可切除动脉瘤及病变动脉后,做动脉端端吻合,必要时用人工血管或同种动脉替换切除的动脉。③夹层动脉瘤:切除病变动脉,用人造血管重建血流通道。对于高龄、严重心血管疾病无法耐受手术者,可行介入治疗。颈动脉瘤切除和颈动脉重建手术难度大、危险性较高,尤其是在瘤体巨大、瘤体部位解剖结构复杂、位置深在的情况下,或者患者一般情况较差,病情严重,不宜耐受开放手术等情况。血管腔内治疗相对外科开放手术具有创伤小、操作简单、术后恢复时间短、无疼痛等优点,脑保护装置的问世,也使腔内治疗有了安全保障。血管腔内治疗是利用覆膜支架覆盖颈动脉瘤瘤颈的远近端,将动脉瘤隔离并重建动脉管腔,恢复病变区域的血流动力学,使瘤腔内的压力降低,随着时间延长,动脉瘤腔内血栓形成,动脉瘤自行闭塞。

(三)并发症

1.动脉瘤破裂

动脉瘤破裂是因血压波动、术中机械刺激、术后抗凝治疗凝血机制改变引起的。瘤体的破裂与死亡率随着年龄的增长而上升。患者可突然出现精神紧张、痛苦表情、躁动、剧烈头痛、不同程度的意识障碍、小便失禁。

2.脑梗死

严重者可因脑动脉闭塞、脑组织缺血而死亡。

3.脑血管痉挛

若患者出现一过性神经功能障碍,如头痛、血压下降、短暂的意识障碍及肢体瘫痪,可能是脑血管痉挛所致。

4.颈动脉窦反应

由于行球囊扩张或支架植入后对颈动脉窦压力感受器刺激引起血压下降,心动过缓,重者可导致心搏骤停。护理人员应严密监测血压、脉搏(尤其在支架通过颈总动脉分叉处和高度狭窄的血管预扩张时),以及时发现异常。

八、护理评估

(一)术前评估

1.健康史

了解患者的发病情况,病程长短,是否患有其他部位的动脉瘤、甲状腺其他方面的肿瘤。有无颈部手术史,近期有无感染、劳累、创伤或精神刺激等因素;有无颈动脉瘤家族史。有无吸烟和长期卧床病史。患者有无心血管、呼吸、泌尿系统的疾病和隐性糖尿病,以及以往的治疗方法和结果,判断患者对麻醉和手术的耐受性。

2.身体状况

(1)全身和局部:注意有无脑缺血症状及程度,如上肢麻木,说话不清楚等。局部肿物大小、形状、质地,有无触痛、震颤、血管杂音等。局部疼痛程度,有无脑缺血症状,如头痛、头晕、失语、耳鸣、记忆力下降、半身不遂、运动失调、视物模糊等。

(2)辅助检查:了解患者血小板、血凝情况,血管超声、磁共振或 CTA 的结果。

(3)颈动脉造影的护理:经股动脉行双侧颈总、颈内动脉造影,为临床更好地了解瘤体与颈动脉的关系及压迫后侧支循环建立情况提供客观指标。选用非离子型造影剂碘海醇,对心、脑血管的刺激性相对较小。造影后按照护理计划平卧 24 小时,下肢制动平伸 6 小时,腹股沟穿刺区沙袋加压 6 小时,术后应用抗生素 3 天。

3.心理-社会状况

了解患者有无情绪不稳定、身体异常表现等导致的人际关系恶化;有无疾病造成的自我形象紊乱;有无因害怕手术而产生的焦虑和恐惧心理。了解患者及家属对颈动脉瘤的认识和手术的认识程度,家庭经济情况和承受能力,患者所在单位和社区的医疗保健服务情况。

(二)术后评估

1.术中情况

了解麻醉方式、效果,手术种类及病灶处理情况、术中出血与补液、输血情况。

2.术后情况

评估患者呼吸道是否通畅、生命体征是否平稳、神志是否清醒、切口敷料是否干燥及引流情况,患者的心理反应等;了解患者是否出现常见的并发症,如术区渗血、血肿、脑梗死、精神异常、半身不遂、口眼歪斜等。患者术后生命体征的变化及伤口疼痛的程度。评估患者的自理能力,以便采用不同的护理系统满足其治疗性护理的需要。术后患者对体位安置及肢体活动的目的和方法的认知程度,以及配合态度。患者是否了解抗凝治疗的临床意义和具体方法。术后有无并发症的发生和手术失败的迹象。

九、护理问题

(1)疼痛:与肿瘤巨大,压迫周围神经引起颈部或耳部疼痛有关。

(2)窒息、脑神经损伤等。

(3)知识缺乏。

(4)焦虑。

(5)脑血管痉挛。

(6)颅内出血可能:与动脉瘤夹滑脱有关。

(7)感染的可能:与放置各种管道有关。

(8)电解质紊乱:与脱水、禁食有关。

(9)癫痫的可能:与出血灶、手术瘢痕有关。

(10)便秘:与脱水、禁食、卧床有关。

十、护理目标

(1)患者疼痛缓解。

(2)患者并发症得到及时发现和处理。

(3)患者手术顺利。

(4)患者满意出院。

十一、护理措施

(一)术前护理

(1)健康教育,戒烟戒酒,避免劳累和紧张。心理护理。

支架植入体内属于异物置入,有一定危险性,患者常有恐惧、焦虑的心理状态,术前注意观察患者的表现,向患者介绍手术目的和意义、简单的手术程序和配合要点,必要时可向其介绍目前病房中已成功手术的病例,使其对手术有所了解,增强信心、减少顾虑。研究证明,与常规护理的对照组相比,开展心理护理的试验组可减轻患者手术前后的焦虑症状。

(2)监测血压,遵医嘱口服降压药物,并注意血压变化。

(3)特殊准备:因术中可能阻断患侧颈动脉,为促进患者颅内侧支循环建立,提高手术时大脑对缺血的耐受性和安全性,术前进行颈动脉压迫训练(Matas 试验),即用手指压迫患侧颈动脉,阻断颈动脉血流。开始时每次压迫 5 分钟,每天 1～2 次。在患者不出现头晕、头痛及恶心等状况下,逐渐增加压迫时间至每次 13～30 分钟。

(4)术前准备:护理人员应了解手术的关键步骤,术中、术后可能的并发症及发生机制。明确分工,做好急救物品及药物的准备工作。术前 3～5 天口服抗血小板药,术前 1 天穿刺区域备皮,术前 4～6 小时禁食,监测脉搏、呼吸及血压,必要时遵医嘱给予地西泮 10 mg 肌内注射。

(二)术中护理

术中除了必要的药品和材料准备外,很重要的是对患者的严密监护,随时观察患者的意识、语言、运动和感觉功能,密切监测心率、呼吸、血压、血氧饱和度的变化并进行详细记录。另外,对术中的并发症要做相应的护理预防及处理措施。①脑血管痉挛:由于导管、导丝、造影剂及脑保护装置刺激血管内膜所致,表现为打呵欠、一过性意识丧失、嗜睡、烦躁多语、偏瘫。血管痉挛程度越强,临床症状越明显。护理人员应密切观察患者头痛程度、意识状况、肢体活动情况,以避免因脑缺血、缺氧时间过长而导致脑神经不可逆性损害,必要时可遵医嘱静脉缓慢滴入罂粟碱 60~180 mg/d 或尼莫地平 50 mg,防止血管痉挛。②脑梗死:缺血性脑卒中发生时间为术中到术后 3 小时,表现为言语障碍、对侧肢体神经功能缺损。术中在长鞘植入、导丝通过、球囊预扩及后扩、支架释放等关键步骤时,可能出现撕裂血管内膜和斑块,使栓子脱落而发生脑梗死,严重时患者出现瘫痪、昏迷、血压下降等症状,护理人员应密切观察病情,注意意识、瞳孔、面色、肢体活动变化,备好尿激酶等溶栓抗凝药物。经常询问患者有何不适,如出现言语障碍、肢体活动异常,及时通知医师进行处理。发生在术后的患者先行头颅 CT 检查排除脑出血,再行远端血管造影后,常规使用肝素及阿司匹林治疗。

(三)术后护理

(1)体位与活动:术后去枕平卧或去枕半卧位,血管移植后患者头部偏向健侧,以免移植血管扭曲。

(2)饮食:术后 6 小时应当进水,观察有无饮水呛咳和吞咽困难,之后逐渐给予流质食物及软食。

(3)病情观察:密切观察患者呼吸、脉搏、血压、心率等生命体征。

(4)伤口与引流的护理:注意伤口有无渗血,甚至血肿形成。有引流管者应保持引流通畅,观察引流液颜色、性质和量。

(5)严密观察病情变化,防止出血发生:①绝对卧床休息。②密切观察患者意识、瞳孔、生命体征变化,特别是血压的变化,血压升高时应遵医嘱给予降压药并观察用药后的效果。③保持病室安静,保证患者睡眠,避免不必要的刺激。④保持大便通畅,便秘时可使用缓泻剂和润滑剂。⑤密切观察癫痫发作情况,及时采取措施控制并预防癫痫的发作。⑥多与患者交流,消除患者焦虑、恐惧的不良情绪,保持情绪平静,必要时遵医嘱给予镇静药。⑦预防感冒,咳嗽严重时可遵医嘱给予止咳药。

(6)预防和控制感染:①严密观察神志及生命体征变化。②观察伤口敷料有无渗血、渗液情况,保持伤口敷料干燥。③及时记录引流的量及性质,保持引流通畅,引流管不可扭曲、受压及折叠。④定期更换引流袋,进行无菌操作,避免逆行感染。⑤保持病室内温度、湿度适宜。⑥保持病室内空气新鲜,每天定时通风,注意保暖。

(7)注意头痛情况,及时发现癫痫先兆,防止癫痫的发生:①密切观察癫痫症状发作的先兆、持续时间、类型,遵医嘱给予抗癫痫药。②注意头痛的性质及持续时间。③给予氧气吸入。④躁动时行保护性约束。

(8)卧床患者会发生肠蠕动减慢而引起便秘的发生,护理中应注意:①给予患者腹部按摩,从脐周顺时针按摩,以增加肠蠕动。②病情允许情况下鼓励患者增加活动量,解释运动与肠道活动的关系。③鼓励患者尽可能多饮水。④进行饮食指导,多吃粗纤维食物、水果及蔬菜。⑤必要时遵医嘱使用缓泻剂。

(9)遵医嘱使用扩血管药物,防止深静脉血栓等并发症的发生,术后注意肢体活动情况,穿弹力袜;有肢体活动障碍者,专人守护,防止意外发生。

(10)密切观察患者意识变化,及时检测血生化,准确记录 24 小时出入量,防止电解质紊乱发生。

脑水肿:预防性使用脱水、营养保护大脑药,如甘露醇 250 mL 静脉滴注;胞磷胆碱 50 mg、细胞色素 C 30 mg、三磷酸腺苷 40 mg 等。

压疮:定时进行骨隆突处按摩,勤翻身。

声嘶、进食呛咳:练习吞咽及发声动作,先少量饮水,3～4 天进流质食物、10 天后进半流质食物。

霍纳综合征:由于手术对交感神经的刺激,部分患者术后出现患侧上睑下垂、瞳孔缩小、半侧颜面无汗等症状,护士要了解其临床表现,勤观察、早发现。

十二、护理评价

(1)血压稳定,脑供血充足。

(2)术后能否咳嗽,及时清除呼吸道分泌物,保持呼吸道通畅。

(3)局部疼痛和搏动性肿物得到恢复。

(4)未发生并发症,防治措施恰当、及时,术后恢复顺利。

十三、健康指导

(1)定期随访:出院后应注意定期复查随访。

(2)指导服药:存在神经损伤的患者,指导服用神经营养药。术中血管重建的患者,指导口服阿司匹林等抗血小板药。

(3)保持平静心理,避免情绪激动。

(4)低脂、低热量、易消化饮食,宣传戒烟的重要性,鼓励彻底戒烟,适当休息,合理运动。

（5）起床时动作宜慢，先坐起 10 分钟后再起床，忌突然转头。

（6）进行长期、严格、系统的抗凝治疗，不要间断，定期复查，注意观察有无出血倾向。

第二节　锁骨下动脉狭窄

锁骨下动脉狭窄是指动脉硬化或动脉炎症造成锁骨下动脉管腔变细，影响远端血流，一般最容易发生在双侧锁骨下动脉的起始部位，往往都在分出椎动脉之前。锁骨下动脉盗血是指由于锁骨下动脉近端狭窄或闭塞，其远端供血由椎动脉自上而下反向流动，经 Willis 环"盗取"颅内血液供给上肢，导致脑缺血，主要表现为椎-基底动脉供血不足。

一、病因

动脉粥样硬化是头臂干疾病最常见的病因，动脉管腔直径狭窄率超过 75％ 称为重度病变，管腔内深的溃疡型斑块和血栓也被列入重度病变范畴。动脉粥样硬化病变可为单发或多发，可累及单支或多支血管，由于左锁骨下动脉是由主动脉弓直接发出，所以病变多位于左侧。感染性疾病（梅毒、结核等）可导致头臂干的动脉瘤样退行性改变，最常见于锁骨下动脉。多发性大动脉炎常同时累及头臂干三分支，好发于各支动脉起始段，其病程可分为急性炎症期和血管损伤硬化期。炎症病程逐渐出现动脉壁的纤维化增厚，当病程进展导致多支血管闭塞时可表现出明显的椎-基底动脉供血不足症状。同时先天性动脉畸形（主动脉弓狭窄，锁骨下动脉发育不良），外伤以及牵涉到锁骨下动脉的血管手术、放射性血管损伤、动脉瘤等也是常见病因。锁骨下动脉闭塞后，在基底动脉和锁骨下动脉之间存在着一种逆向压力差，当压力差相当于体循环收缩压的 10％ 时，椎动脉血液停止并逆流向锁骨下动脉，以至于不仅上肢而且脑部供血有不同程度的下降。

二、解剖和生理

锁骨下动脉右侧起自头臂干，左侧起自主动脉弓，出胸廓上口弯向外，在锁骨与第 1 肋之间通过，到第 1 肋外缘处移行为腋动脉。以前斜角肌为标志，将其分为 3 段：第 1 段位于前斜角肌的内侧，越过胸膜顶前方，其前面的内侧有迷走神经,外侧有膈神经越过。第2段位于前斜角肌后方,其上方紧靠臂丛,下方为胸膜顶。第3段为前斜角肌外侧缘至第1肋外侧缘之间的部分,其外上方有臂丛神经、前方为锁骨下静脉。

三、病理生理

动脉粥样硬化是最常见的闭塞性病因,极少数属于先天性,罕见于胸部外伤、无脉症、巨细胞动脉炎、栓塞或瘤栓。

(一)动脉粥样硬化性

锁骨下或头臂干粥样硬化常同时在颅外颈部其他血管也有同样的损害。如一组168例患者中,经血管造影证实,80%同时存在着颈总、颈内、颈外或椎动脉损害。另一组74例成人患者中,37例(50%)同时有其他颈部血管损害,并以颈内动脉损害最常见,这是由于动脉粥样硬化是一种全身性血管损害的缘故。

(二)先天性

Pieroni报道一例经血管心脏X线造影证实的先天性锁骨下动脉盗血,该例锁骨下动脉近心段闭锁。先天性患者常同时有心血管缺陷,即本病如发生在主动脉弓左位或主动脉弓有缩窄时,则同时多存在着动脉导管未闭和室间隔缺损;如为主动脉弓右位,则常有法洛四联症。主动脉弓为右位,亦可见主动脉弓正常,锁骨下动脉呈局限性发育不良、闭锁或孤立。罕见的报道还有双侧锁骨下动脉近心段发育不良,同时有主动脉缩窄而出现双侧盗血者。

(三)医源性

有报道对12例法洛四联症施行Blalock Taussig分流术时,当将锁骨下动脉近心段和肺动脉吻合后,血管造影证实有"锁骨下动脉盗血";其中7例出现了基底动脉供血不足的症状。此外,由于右锁骨下动脉起于主动脉,且并行于食管的后面,对患畸形性吞咽困难者进行血管手术矫正时,也能引起本病。

(四)外伤性

车祸使胸部受伤,在锁骨下动脉上,椎动脉起始处的近心侧发生挫伤性血栓形成,从而导致本病。

(五)其他

如风湿性心脏病并发左锁骨下动脉第1段栓塞,无脉症,转移性癌栓和巨细胞动脉炎。

四、病因与发病机制

(一)"盗血"是虹吸作用所引起

在正常生理情况下,颅内动脉的动脉压低于主动脉弓或其分支的压力,以保持正常的颅内供血。当这种压力梯度发生颠倒,血液则可由头部向心脏方向逆流或流往上肢。"锁骨下动脉盗血"就是由于病变使锁骨下动脉的压力低于基底动脉的结果。动物实验发现,当急性闭塞犬的右锁骨下动脉近心侧时,引起右椎动脉血流逆行,这种血流逆行取决于全身血压和右椎-锁骨下动脉连接处的血压差,当血压差增加时,即引起血流逆行。

(二)引起锁骨下动脉盗血的因素

在锁骨下动脉或头臂干近心侧有闭塞,但并不都发生"盗血"现象。产生椎动脉血流逆行,要有许多生理或解剖上的因素,其中最重要的是锁骨下动脉狭窄的程度,这在有盗血的患者,其两上肢收缩压差常较不发生盗血者要大。此外,还要看侧支循环的情况。

(三)"盗血"的方式

(1)一侧锁骨下或头臂干近心段闭塞时,血液流动方向为对侧椎动脉→基底动脉→患侧椎动脉→患侧锁骨下动脉的远心段。

(2)头臂干闭塞时,除按上述方式外,同时血液经由后交通动脉→患侧颈内动脉→颈总动脉→患侧锁骨下动脉的远心段。

(3)左锁骨下动脉和右侧头臂干同时狭窄,血液经两侧后交通动脉→基底动脉→两侧椎动脉→两侧锁骨下动脉的远心段。有学者将所见 40 例分为:①椎动脉-椎动脉(占 66%)。②颈动脉-基底动脉(占 26%)。③颈外动脉-椎动脉(占 6%)。④颈动脉-锁骨下动脉(占 2%)。

(四)"盗血"时侧支循环的意义

当锁骨下动脉盗血时,侧支循环的出现是对阻塞的一种反应。脑血管造影常见下列 5 种侧支循环。

(1)椎动脉和椎动脉。

(2)甲状腺动脉和甲状腺动脉。

(3)颈升动脉和同侧椎动脉及椎前动脉的分支。

(4)同侧颈升动脉和椎动脉的分支。

(5)颈外动脉的枕支和同侧椎动脉的肌支(枕椎吻合)。

从理论上来看,基底动脉环是一个良好的侧支循环系统,但它受先天发育的限制,尤其是后交通动脉发育不良(占 22%),在颅外有大血管阻塞时,能严重影响血液循环。有人对 42 例患者的血管造影观察,发现在出现椎-基底动脉供血不足的患者中,其大脑后动脉血流来自颈内动脉(正常由基底动脉而来);大脑后动脉呈胚胎型(即该动脉由颈内动脉向后方直行)以及后交通动脉和大脑后动脉的连接处有一角度(表示发育不良)者,较不出现椎-基底动脉供血不足的患者发病率高。

五、临床表现

(1)单侧锁骨下动脉起始段闭塞可引起锁骨下动脉-椎动脉盗血表现,同侧椎动脉的逆向血流为该侧上肢动脉供血,导致椎-基底动脉供血不足,表现为眩晕、恶心、呕吐、复视、构音障碍、吞咽困难、共济失调、交叉性瘫痪等症状。

(2)上肢动脉缺血表现:疼痛、无力、苍白、发凉等症状,活动后加重。患侧桡动脉搏动减弱或消失,收缩期血压较正常对侧降低≥2.7 kPa(20 mmHg),在锁骨上窝可听到血管杂音。

(3)既往曾使用内乳动脉行冠状动脉旁路移植术的患者,同侧锁骨下动脉起始段闭塞可出现内乳动脉桥的逆向血流导致心肌缺血并再发心绞痛,被称为锁骨下动脉-冠状动脉盗血。

六、辅助检查

(一)体格检查

如患者出现无力、麻木、肢体发凉等上肢缺血症状,或出现头晕、眩晕等椎-基底动脉缺血症状,应引起注意。如发现一侧脉搏减弱或消失,双侧血压不对称,差异超过 2.7 kPa(20 mmHg)提示一侧锁骨下动脉狭窄或闭塞,有时听诊可闻及血管收缩期杂音。

(二)超声多普勒检查

对于闭塞性病变,多普勒检查可以发现远端锁骨下动脉血流流速减慢以及椎动脉的反向血流,提示椎动脉盗血。对于狭窄性病变,可发现狭窄远端血流流速加快,有时亦可通过压力试验诱发椎动脉盗血。彩色多普勒超声诊断椎动脉盗血的准确性超过 95%。另外,介入治疗术后也应该做超声多普勒检查对患者进行随访,观察血管的通畅性及椎动脉血流。

(三)CTA 及 MRA

CTA 和 MRA 检查是明确诊断的重要手段,其可以清晰判断病变部位、狭窄程度及闭塞远端血管的情况,对于钙化病变的诊断优于 DSA,其诊断的特异性达到 99%,同时对椎动脉的发育情况可做出明确判断,为下一步治疗方案的制订提供重要参考。

（四）DSA

DSA 可以检查局部病变,明确诊断,同时可以进行颅内血供的详细评估,但由于其有创性,患者常不易接受,一般不作为常规诊断手段。但在可疑的病例及介入术前判断、证实椎动脉盗血时有重要价值。

七、诊断

（1）头臂干疾病的首要筛查方式是体格检查,包括仔细评估上肢动脉搏动情况,测量并比较双上肢血压,听诊锁骨下动脉有无血管杂音等。双功能超声主要用于观察椎动脉有无逆向血流及颅外段颈动脉的狭窄、闭塞等病变。

（2）怀疑有头臂干病变存在时,无创影像学检查如 MRI 或 CT 可对主动脉及其分支清晰地成像。一些有幽闭恐惧症的患者或体内有金属植入物的患者不能进行 MRI 检查;患者的身体形态也会影响 CT 和 MRI 的成像质量;患者体内如果存在金属植入物,可产生假象而影响 CT 和 MRI 对血管的精确成像。在进行头臂干各支血运重建手术前应行脑 CT 或 MRI 检查,如明确发现存在近期梗死灶应慎重,因为这些病灶更易出现缺血再灌注损伤。

（3）动脉造影检查仍是动脉疾病诊断的"金标准"。当无创影像学检查不能明确病变时,应进行动脉造影检查。其不足包括局部动脉损伤、卒中风险、造影剂相关性肾损害等。由于头臂干疾病合并冠状动脉粥样硬化改变者发生率约为40%,因此应对患者进行心脏方面的相关检查,尤其是在经胸血运重建术前应准确地评估心功能。

八、治疗

（一）内科治疗

内科治疗的目的是减轻患者脑缺血的症状,降低脑卒中的危险,很好地控制现患的疾病,如高血压、糖尿病、高脂血症及冠心病等。

（二）外科治疗

1.血运重建手术

（1）适应证:头臂干血运重建术的适应证包括引起临床症状的各种头臂干病变,临床症状主要包括大脑缺血症状、椎-基底动脉供血不足症状和上肢缺血症状。大脑缺血症状主要表现为卒中和短暂性脑缺血发作;椎-基底动脉供血不足由颅内持续低血流量状态引起,表现为眩晕、恶心、失衡等,无名动脉和锁骨下动脉起始段闭塞引起的盗血综合征可导致椎-基底动脉供血不足、心肌缺血、大脑前循环缺血症状(如偏瘫、失语)等;上肢缺血症状可表现为活动后上肢疼痛,远端动脉栓塞可出现指端缺血等。

(2)手术方式的选择。①解剖学血运重建术(经胸入路):预后较好的多头臂干分支血管病变患者首选。术后管理:术后 24 小时患者应在监护室密切观察。纵隔引流量低于 200 mL/d 时拔出引流管。患者出院时应给予严格的开胸术后宣教。除术后早期随访外,每 6 个月需行颅外颈动脉及人工血管双功能超声检查,1 年后每年复查双功能超声。②非解剖学血运重建手术(经颈入路):适用于单一锁骨下动脉病变患者或存在开胸手术禁忌证的患者。常用手术术式有锁骨下动脉-颈动脉转位术、颈动脉-锁骨下动脉旁路术、腋-腋动脉和锁骨下-锁骨下动脉旁路术、颈-颈动脉旁路术、颈动脉-对侧锁骨下动脉旁路术。术后管理:非解剖学血运重建术后的血流生理压力低于解剖学血运重建术。术后早期应重视有无神经系统并发症(尤其是术中曾阻断颈动脉者)。应在手术室内对所有患者各种运动功能的恢复情况进行观察,然后再送至麻醉恢复室进行至少 1 小时的观察。如果患者无神经系统改变,应在遥测监护式病房监测 24 小时。除早期随访外,术后每 6 个月需行血管移植物双功能超声检查评价通畅情况,1 年后每年复查双功能超声。

2.经皮腔内血管成形术

目前多采用经皮腔内血管成形术(percutaneous transluminal angioplasty,PTA)来治疗,PTA 是一种应用球囊导管、支架等介入器材,采用球囊扩张或植入支架,对各种原因所致的血管狭窄或闭塞性病变进行血管开通或维持血管通畅的微创技术。术后长期应用抗凝及抗血小板聚集药物可取得理想的远期疗效。

九、护理评估

(一)术前评估

1.健康史及相关因素

患者的年龄、性格和工作。本次发病的特点和经过,是否出现无力、麻木、肢体发凉等症状,是否出现头晕、眩晕等症状,是否出现一侧脉搏减弱或消失,双侧血压不对称,有无高血压、动脉粥样硬化、感染性疾病(梅毒、结核等)、先天性疾病,有无胸部外伤、无脉症、巨细胞动脉炎,有无栓塞或瘤栓、风湿性心脏病等病史。

2.病史

评估患者的职业、文化水平与语言背景,如出生地、生长地及方言等;以往和目前的语言能力;患者的意识水平、精神状态及行为表现,是否意识清楚、检查配合,有无定向力、注意力、记忆力和计算力等智力障碍;患者的心理状态,观察有无孤独、抑郁、烦躁及自卑情绪;家庭及社会支持情况。

3.身体情况

(1)局部和全身:评估患者的生命体征、意识状态、肌力和肌张力、感觉功能等。有无神经系统功能障碍,是否影响患者的自理能力,有无发生意外伤害的危险。

(2)主要通过与患者交谈,让其阅读、书写及采用标准化的量表来评估患者言语障碍的程度、类型和残存能力。注意检查患者有无听觉和视觉缺损;是右利手还是左利手,能否自动书写或听写、抄写;能否按照检查者指令执行有目的的动作;能否对话、看图说话、跟读、命名物体、唱歌;能否解释单词或成语的意义等。评估口、咽、喉等发音器官有无肌肉瘫痪及共济运动障碍,有无面部表情改变、流涎或口腔滞留食物。

(3)辅助检查:了解超声多普勒检查、CTA、MRA、DSA。

4.心理-社会评估

患者出现无力、麻木、肢体发凉或头晕、眩晕等症状,患者及家属会出现焦虑、恐惧不安等情绪。评估患者及家属的心理状况,患者及家属对疾病及其手术治疗方法、目的和结果有无充分了解,对手术的心理反应或有无思想准备,有何要求和顾虑。

(二)术后评估

评估手术方式、麻醉方式及术中情况,评估术后穿刺部位是否有渗出、水肿、疼痛等情况,观察有无并发症的迹象。

十、护理问题

(一)躯体活动障碍

躯体活动障碍与椎-基底动脉供血不足有关。

(二)有跌倒的危险

跌倒与眩晕、平衡失调有关。

(三)语言沟通障碍

语言沟通障碍与椎-基底动脉供血不足有关。

(四)吞咽障碍

吞咽障碍与椎-基底动脉供血不足有关。

(五)潜在并发症

过度灌注综合征、穿刺局部血肿、支架内血栓形成。

十一、护理目标

(1)患者活动能力逐渐恢复,生理需求能够得到满足。

(2)能采取有效的安全措施防止患者发生跌倒和外伤。

(3)患者及家属对沟通障碍表示理解;患者能最大限度地保持沟通能力,采取有效的沟通方式表达自己的需要;患者能配合语言训练,语言功能逐渐恢复正常。

(4)患者能掌握恰当的进食方法,并主动配合进行吞咽功能训练,营养需要得到满足,吞咽功能逐渐恢复。

(5)预防过度灌注综合征的发生,发生过度灌注综合征时能及时识别。

(6)预防穿刺局部血肿的发生,发生血肿时能及时识别。

(7)预防支架内血栓的形成,发生支架内血栓时能及时识别。

十二、护理措施

(一)躯体活动障碍

1.生活护理

评估患者的日常生活活动能力,并根据自理程度给予相应的协助。

2.运动训练

应考虑患者的年龄、性别、体能、疾病性质及严重程度,选择合适的运动方式、持续时间、运动频率和进展速度。

3.安全护理

要防止运动障碍的患者发生坠床和跌倒等意外,确保其安全。

4.心理护理

给患者提供有关疾病治疗及预后的可靠信息;关心、尊重患者,多与患者交谈,鼓励患者表达自己的感受,指导其克服焦躁、悲观情绪,适应患者角色的转变;避免任何不良刺激和伤害患者自尊的言行,尤其在协助患者进食、洗漱和如厕时不要流露出厌烦情绪;正确对待康复训练过程中患者所出现的诸如注意力不集中、缺乏主动性、畏难、悲观及急于求成心理等现象,鼓励患者克服困难,摆脱对照顾者的依赖心理,增强自我照顾能力与自信心;给予患者舒适的休养环境,建立医院、家庭、社区的协助支持系统。

(二)有跌倒的危险

1.安全护理

指导患者卧床休息,枕头不宜太高(以 15°～20°为宜),以免影响头部的血液供应。仰头或转动头部时应缓慢且转动幅度不宜太大。避免重体力劳动,沐浴和外出时应有家人陪伴,以防发生跌倒和外伤。

2.用药护理

指导患者遵医嘱正确服药,不可自行调整、更换或停用药物。肝素等抗凝药物可导致出血,用药过程中应注意观察有无出血倾向、皮肤瘀点和瘀斑、牙龈出血等,有消化性溃疡和严重高血压者禁用。

(三)语言沟通障碍

1.心理护理

患者常因无法表达自己的需要和感情而烦躁、自卑,护士应耐心解释不能说话或说话吐词不清的原因,关心、体贴、尊重患者,避免挫伤其自尊心的言行;鼓励克服羞怯心理,大声说话,当患者进行尝试和获得成功时给予肯定和表扬;鼓励家属、朋友多与患者交谈,并耐心、缓慢、清楚地解释每一个问题,直至患者理解、满意;营造一种和谐的氛围和轻松、安静的语言交流环境。

2.沟通方法指导

鼓励患者采取任何方式向医护人员或家属表达自己的需要,可借助符号、描画、图片、表情、手势、交流板、交流手册或 PACE 技术(利用更接近实用交流环境的图片及其不同的表达方式,使患者尽量调动自己的残存能力,以获得实用化的交流技能,是目前国际公认的实用交流训练法)等,提供简单而有效的双向沟通方式。

3.语言康复训练

构音障碍的康复以发音训练为主,遵循由易到难的原则。护士每天深入病房、接触患者的时间最多,可以在专业语言治疗师的指导下,协助患者进行床旁训练。具体方法如下。

(1)肌群运动训练:指进行唇、舌、齿、软腭、咽、喉与颌部肌群运动,包括缩唇、叩齿、伸舌、卷舌、鼓腮、吹气、咳嗽等活动。

（2）发音训练：由训练张口诱发唇音（a、o、u）、唇齿音（b、p、m）、舌音，到反复发单音节音（pa、da、ka），当能够完成单音节发音后，让患者复诵简单句，如早—早上—早上好。

（3）复述训练：复述单词和词汇，可出示与需要复诵内容相一致的图片，让患者每次复述 3～5 遍，反复训练，巩固效果。

（4）命名训练：让患者指出常用物品的名称及说出家人的姓名等。

（5）刺激法训练：采用患者所熟悉的、常用的、有意义的内容进行刺激，要求语速、语调和词汇长短调整合适；刺激后应诱导而不是强迫患者应答；多次反复给予刺激，且不宜过早纠正错误；可利用相关刺激和环境刺激法等，如听语指图、指物和指字。语言康复训练是一个由少到多、由易到难、由简单到复杂的过程，训练效果很大程度上取决于患者的配合和参与程度。因此，训练过程中应根据病情轻重及患者情绪状态，循序渐进地进行训练，切忌复杂化、多样化，避免使患者产生疲劳感、注意力不集中、厌烦或失望情绪，应使其体会到成功的乐趣，从而坚持训练。

（四）吞咽障碍

1.病情评估

观察患者能否经口进食及进食类型、进食量和进食速度，饮水时有无呛咳；评估患者的吞咽功能，有无营养障碍。

2.饮食护理

（1）体位选择：选择既安全又有利于进食的体位。

（2）食物的选择：选择患者喜爱的营养丰富且易消化的食物，注意食物的色、香、味及温度。为防止误吸，便于食物在口腔内的移送和吞咽，食物应柔软、密度与性状均一、不易松散、能够变形（利于顺利通过口腔和咽部）、不易黏在黏膜上。

（3）吞咽方法的选择：空吞咽和吞咽食物交替进行。侧方吞咽：吞咽时头侧向健侧肩部，防止食物残留在患侧梨状隐窝内。点头样吞咽：吞咽时，配合头前屈、下颌内收如点头样的动作，加强对气道的保护，利于食物进入。

（4）对不能吞咽的患者，应给予鼻饲饮食，并教会照顾者鼻饲的方法及注意事项，加强留置胃管的护理。

3.防止窒息

因疲劳有增加误吸的危险，所以进食前应注意休息；应保持进餐环境的安静、舒适；告知患者进餐时不要讲话，减少进餐时环境中分散注意力的干扰因素，如关闭电视或收音机、停止护理活动等,以避免呛咳和误吸;应用吸管饮水需要比较复杂的口腔肌肉功能,所以,患者不可用吸管饮水、饮茶,用杯子饮水时,保持水量在半杯以上,以防患者低头饮水体位增加误吸的危险;床旁备吸引装置,如患者呛咳、误吸或呕吐应立即指导其取头侧位,及时清理口、鼻腔内分泌物和呕吐物,保持呼吸道通畅,预防窒息和吸入性肺炎。

(五)潜在并发症

1.过度灌注综合征

术后 24～48 小时应密切观察患者的意识、瞳孔、血压、呼吸及肢体活动,围手术期有效的血压控制是预防此并发症的有效措施;监测患者的血压变化,消除焦虑等精神因素引起的血压增高,使血压维持在基础血压 2/3 的水平。对于上肢出现的肿胀,一般不予处理可自行缓解;严重者可抬高上肢,用硫酸镁湿敷可缓解。

2.穿刺局部血肿

穿刺局部血肿多是由于穿刺操作不当、术前及术中大量应用抗凝剂、压迫止血方法不当、穿刺侧肢体过早活动或不适当活动、高血压、糖尿病等因素造成的。护理上应密切观察局部血肿是否增大,有无硬结、红肿、感染等征象,一般可自行吸收。腔内手术拔鞘管后用左手示指和中指压迫股动脉穿刺点,一般在皮肤穿刺点的正上方 1.5～2.0 cm 处,压迫 15～20 分钟,再以无菌纱布覆盖穿刺点并用弹力绷带加压包扎。患者返回病房后,应定时观察穿刺局部敷料有无渗血、局部有无瘀斑肿胀,出现瘀斑者应注意观察瘀斑范围有无扩大等,必要时通知医师处理。告知患者患侧下肢伸直制动 12 小时,平卧 24 小时,嘱患者不要做屈髋动作,用力咳嗽及协助翻身时用手按压在穿刺处。

3.支架内血栓形成

支架植入术严重的并发症是支架内血栓形成,在术中植入支架前先经静脉推注肝素(50 U/kg)使全身肝素化,术后给予抗凝治疗 2～3 天,低分子量肝素每 12 小时一次,皮下注射,监测凝血指标,遵医嘱按时服用抗血小板药物。在给予抗凝及抗血小板聚集治疗时,护理观察的重点在于观察患者有无注射部位出血、牙龈出血、鼻出血、血尿等出血事件,必要时减少药物剂量或停药。

十三、护理评价

(1)患者活动能力是否逐渐恢复,生理需求能否得到满足。

(2)患者未发生跌倒的危险。

（3）患者能有效表达自己的基本需要和情感，情绪稳定，自信心增强。患者能正确地使用文字、表情或手势等交流方式进行有效沟通，能主动参与和配合语言训练，口语表达、理解、阅读及书写能力逐步增强。

（4）患者能掌握正确的进食或鼻饲方法，吞咽功能逐渐恢复，未发生营养不良、误吸、窒息等并发症。

（5）患者发生过度灌注综合征、穿刺局部血肿、支架内血栓时能被及时发现与处置。

十四、健康指导

（1）遵医嘱按时服用抗血小板药物，不得随意加量、减量或停药，告诉患者注意皮肤、黏膜有无瘀斑，观察大便的颜色，如出现黑便，应高度警惕上消化道出血。

（2）定期复查凝血三项（凝血酶原时间、部分活化凝血酶原时间、纤维蛋白原），门诊随诊。

（3）加强其他导致血管狭窄危险因素的控制，如高血压、糖尿病及高血脂等。

（4）宜低盐、低脂、低胆固醇饮食。

（5）避免患侧肢体超负荷活动，预防血管内支架的负荷运动移位。

（6）如出现术前症状（如头晕、上肢无力等）应及时就诊。

第三节　脓　　胸

脓胸就是化脓性感染导致的胸腔积液。可分为单侧或双侧，局限性脓胸或全脓胸。胸内或胸外感染均可侵入正常无菌胸膜腔引起积脓。当细菌的数量多且毒力较强，压倒宿主的防御反应时，就会发生感染。最常见的病因为肺部炎症继发感染，占 50% 以上；其次为医源性病变，如术后并发症或各种诊断或治疗，如胸腔穿刺、经皮活检等，约占 25%；其他为外伤和腹部感染等。脓胸可发生在任何年龄。一旦患者发生消耗性病变，如恶性肿瘤、糖尿病患者，以及免疫功能或心肺功能减退者，或高龄患者，病死率较高，近 20%。

常见菌种随疾病及抗生素的应用而改变，青霉素问世前以溶血性链球菌和肺炎链球菌多见，20 世纪 60 年代耐药的金黄色葡萄球菌流行，80 年代起对广谱高效抗生素也耐药的大肠埃希菌、变形杆菌和铜绿假单胞菌、厌氧菌、真菌等不断增多。

一、病理与临床

致病细菌侵入胸腔的途径：直接污染，如肺脓肿、胸壁感染、创伤、胸腔穿刺或胸部手术等；局部感染灶的持续性扩散，如肺炎或颈深部、纵隔或上腹部脓肿等引起脓胸；继发于脓毒血症或败血症；血胸、血气胸患者继发感染；支气管胸膜瘘、食管癌术后吻合口瘘、食管自发破裂等。

按病程发展过程美国胸科协会将脓胸形成的过程分为 3 个时期，即急性（渗出期）、亚急性（纤维素性脓性期）和慢性（机化期）脓胸。各期出现不同的病理生理变化和临床症状。

（一）急性（渗出期）脓胸

胸膜明显肿胀并有稀薄的渗出液，纤维蛋白沉积在肺的表面。肺和胸部感染均可引起胸膜腔的局部炎性反应，干扰胸腔积液的正常平衡，引起渗出性积液，抽出的胸腔积液稀解，呈黄色，比重＞1.018，蛋白质含量＞2.5 g/100 mL，葡萄糖含量＞40 mg/100 mL，pH 值＞7.20，LDH＜1 000 U/L，白细胞计数＞0.5×10^9/L(500/mm³)，少量多形核，培养常无细菌。临床出现发热、咳嗽、胸痛或伴气促。胸腔积液量多时胸壁膨隆，叩诊呈浊音，呼吸音轻。胸部 X 线检查可见胸腔积液。早期积极抗炎或抽液治疗，胸腔积液消退，被压缩肺可复张。

（二）亚急性（纤维素性脓性期）脓胸

此期有大量的纤维蛋白沉积在肺的表面，壁层胸膜较脏层胸膜表面更多。炎症持续数天后，细菌繁殖，炎症加剧，胸膜腔纤维素沉着引起早期包裹性脓胸。胸腔积液黏稠，混浊，其中蛋白质含量＞3 g/100 mL，葡萄糖＜40 mg/100 mL，pH 值＜7.20，LDH＞1 000 U/L，培养细菌生长，临床仍有发热、咳嗽、气促等感染症状，此时胸膜腔纤维素沉积，引起粘连并包裹肺表面，即使抗感染与引流也难以使全肺扩张消灭脓腔，病情转入慢性阶段。

（三）慢性（机化期）脓胸

4～6 周后，由于延迟治疗或引流不畅，脓液稠厚呈胶冻状，静置 24 小时以上分层明显，沉淀物占 75％以上，胸膜表面长入成纤维细胞形成无弹性的纤维板，包裹肺表面阻碍肺的扩张，患侧胸壁塌陷，肋间收缩变窄，患者慢性病容，消瘦、乏力、贫血、气短，X 线检查示胸膜增厚，时有小腔或包裹性积液，肋间隙变窄、脊柱侧弯。此时,若不治疗,脓胸可腐蚀邻近组织,如溃穿胸壁称作自溃性脓胸,或进一步机化造成纤维胸。如果患者突然出现脓痰,则提示形成了支气管胸膜瘘,脓液自发引流至支气管。

上述临床病理的分期并无明显分界线,但可作为不同病变阶段的治疗参考,特别是根据细菌菌种、胸腔内脓液和形成包裹性积液或脓腔的情况来选择手术治疗方法。治疗脓胸的指征是根据脓胸的病期,仔细估计治疗效果(如脓胸引流是否充分有效、脓腔感染控制程度等),及时调整手术治疗方案。

二、护理评估

(一)术前评估

1.健康史

(1)个人情况:患者的年龄、性别、职业、生活方式、吸烟和饮酒史等。

(2)既往史:既往有无呼吸道感染性疾病史、发病经过及诊治过程;有无高血压、糖尿病等。

2.身体状况

(1)有无发热、胸痛、呼吸急促。

(2)有无咳嗽、咳痰,痰液的量、颜色及性状。

(3)呼吸音是否减弱或消失,患侧胸部叩诊有无浊音。

(4)有无全身乏力、食欲减退、贫血、低蛋白血症等。

(5)血常规、胸部 X 线检查及脓液细菌培养有无异常发现。

3.心理-社会状况

(1)患者和家属对脓胸的认识、心理承受程度。

(2)患者有无焦虑、恐惧等异常情绪和心理反应。

(二)术后评估

(1)患者手术及麻醉方式,术中出血、补液、输血情况。

(2)患者生命体征、血氧饱和度是否平稳。

(3)有无发热、胸闷、呼吸浅快、发绀及肺部痰鸣音。

(4)胸腔引流管是否通畅,引流液及胸腔冲洗液的量、颜色与性状。

(5)有无出血、肺炎、肺不张、感染扩散等并发症发生。

三、护理问题

(一)气体交换受损

气体交换受损与脓液压迫组织、胸壁活动受限有关。

(二)急性疼痛

急性疼痛与炎症刺激有关。

(三)体温过高

体温过高与感染有关。

(四)营养失调

营养失调与营养摄入不足、消耗增加有关。

四、护理目标

(1)患者气体交换功能正常。

(2)患者自述疼痛减轻或消失。

(3)患者体温恢复正常。

(4)患者营养状况改善。

五、护理措施

(一)非手术治疗的护理

1.饮食护理

给予牛奶、鸡蛋、瘦肉、豆制品、新鲜的蔬菜及水果等高热量、高蛋白、富含维生素及易消化的饮食,必要时给予静脉高营养治疗,静脉输注新鲜血、血浆或清蛋白。

2.高热护理

(1)鼓励患者卧床休息,多饮水。

(2)保持口腔清洁及床单位、衣裤干燥整洁。

(3)必要时给予冰敷、酒精擦浴等物理降温措施。

(4)遵医嘱应用退热及抗菌药物等。

3.疼痛护理

评估患者的疼痛程度,必要时遵医嘱给予镇静、镇痛处理。

4.改善呼吸功能

(1)体位:取半卧位,有利于呼吸及引流;有支气管胸膜瘘的患者应取患侧卧位,避免脓液流向健侧。

(2)吸氧:根据病情选择吸氧方式及氧流量,一般为 $2\sim4$ L/min。

(3)呼吸道管理。①指导患者深呼吸及有效咳嗽、咳痰。②通过吹气球、使用呼吸功能训练器,促使肺充分膨胀。③保持呼吸道通畅:痰液黏稠时给予雾化吸入治疗;痰液较多者,协助患者排痰或体位引流;咳痰困难者,指压患者胸骨切迹上方气管刺激咳嗽、咳痰,必要时进行电动吸痰或纤维支气管镜吸痰。

5.心理护理

及时给予心理疏导,使患者保持良好心态。

(二)手术治疗的护理

1.术前护理

协助做好术前检查、术前常规准备。

2.术后护理

(1)病情观察:严密观察患者的体温、心率、呼吸、血压及神志变化;注意观察患者的呼吸频率,有无呼吸困难及发绀等现象。

(2)防止反常呼吸:慢性脓胸行胸廓成形术的患者,术中切除了与脓胸相应的数根肋骨,易造成胸壁软化部分塌陷。①患者宜取术侧向下卧位,并用厚棉垫、胸带等加压包扎,包扎要松紧适度并随时检查和调整。②根据肋骨切除范围,在胸廓下垫一硬枕或用1～3 kg沙袋压迫,防止反常呼吸。

(3)胸腔闭式引流术后护理。①保持引流通畅:因脓液黏稠易堵塞管道,宜选择直径较粗的引流管;引流管插入位置应在脓腔最低点,以利于脓液排出。若引流不畅、捏挤引流管无效时,可用温生理盐水加敏感抗菌药物进行冲洗,冲洗时保持速度、压力适当,并密切观察患者反应。②密切观察引流液的颜色、量及性状。③保持局部清洁,及时更换敷料。④行胸膜纤维板剥脱术的患者术后易发生渗血,应及时发现活动性出血并处理。

(4)康复训练:胸廓成形术后患者易发生脊柱侧弯及术侧肩关节的活动障碍,故康复训练尤为重要。具体做法:取直立姿势,练习头部前后左右回转运动,练习上半身的前屈运动及左右弯曲运动等。

(三)术后并发症的观察与护理

1.出血

观察:术后2～3小时胸腔引流量＞100 mL/h且呈鲜红色,或患者出现血压下降、心率增快、尿量减少、烦躁不安、贫血貌,需要警惕为出血。

护理:立即通知医师,遵医嘱应用止血药物,快速输血、输液。必要时做好再次手术的准备。

2.肺炎、肺不张

观察:患者出现烦躁、胸闷、呼吸困难、不能平卧、体温升高、发绀等表现。

护理:术后早期鼓励患者咳嗽、咳痰,若有不适应立即通知医师并协助处理,必要时吸痰或行气管切开吸痰。

3.感染扩散

观察:患者出现持续高热,剧烈咳嗽,白细胞计数升高或出现全身中毒症状。

护理:做好高热护理;根据胸腔积液或血培养结果和药敏试验结果,选择有效的抗菌药物控制感染,遵医嘱保证药物严格按时、按量应用。

六、健康教育

(一)疾病预防

1.预防感染

劝导戒烟;注意口腔卫生;告知患者及时添加衣物,注意保暖,防止肺部感染。

2.加强营养

给予新鲜蔬菜、水果、瘦肉、鱼肉、蛋、奶等营养丰富的饮食,增强机体抵抗力。

(二)活动锻炼

出院后1个月内避免剧烈运动,避免抬举重物,避免屏气;保证充足睡眠,避免劳累;指导患者做康复运动,进行力所能及的有氧锻炼,如太极拳、散步等。

(三)遵医嘱按时服药、复诊

定期复查肺功能,若有发热、胸痛等不适立即就医。

七、护理评价

(1)患者呼吸功能是否改善。
(2)患者疼痛是否减轻或消失。
(3)患者体温是否恢复正常。
(4)患者营养状况是否改善。

八、关键点

(1)积极排净胸腔积脓,保存与恢复肺功能是脓胸处理的关键。
(2)保持胸腔引流通畅是排净胸腔脓液、治愈脓胸的关键措施。

第四节　胃、十二指肠溃疡

胃、十二指肠溃疡是一种局限性圆形或椭圆形的局限性黏膜缺损,累及黏膜、黏膜下层和肌层,治愈后不留瘢痕。因溃疡的形成与胃酸-蛋白酶的消化作用有关,也称为消化性溃疡。胃、十二指肠是消化性溃疡的好发部位,近年来认为其病因是多因素的,是全身疾病的局部表现。

一、流行病学

消化性溃疡是常见的消化系统慢性疾病。据估计一般人群中,5%～10%的人在其一生中某一时期曾患过胃或十二指肠溃疡。近40年来,欧美及亚洲等地区的消化性溃疡发病率、死亡率、住院率和外科手术率均有下降趋势。而溃疡并发症的患病率却相对稳定,甚至有上升趋势。老年人消化性溃疡,尤其是老年妇女消化性溃疡的死亡率和住院率都有增高的趋势。这可能与人口老龄化、非甾体抗炎药的广泛应用有关。十二指肠溃疡(duodenal ulcer,DU)发病率明显高于胃溃疡(gastric ulcer,GU),但在一些西方国家,这种差异有逐渐减小的倾向。十二指肠溃疡发病年龄多为35～45岁,胃溃疡发病年龄则多为50～60岁,男性发病率高于女性。

二、好发部位

胃溃疡好发于胃小弯,尤其是胃角处,其中90%发生在胃窦部(属Ⅰ型胃溃疡,约占胃溃疡的57%)。溃疡的直径一般<2.5 cm,但直径>2.5 cm的巨大溃疡并非少见。溃疡底部常超越黏膜下层,深达肌层甚至浆膜,溃疡下层可完全被肉芽组织及瘢痕组织所代替。

胃溃疡根据部位和胃酸分泌量可分为4型:Ⅰ型最为常见,占50%～60%,低胃酸,溃疡位于胃小弯角切迹附近;Ⅱ型约占20%,高胃酸,胃溃疡合并十二指肠溃疡;Ⅲ型约占20%,高胃酸,溃疡位于幽门管或幽门前,与长期应用非甾体抗炎药物有关;Ⅳ型约占5%,低胃酸,溃疡位于胃上部1/3,胃小弯高位接近贲门处,常为穿透性溃疡,易发生出血或穿孔,老年患者相对多见。距食管胃连接处2 cm以内者则称为近贲门溃疡。

十二指肠溃疡约95%发生于球部,直径一般<1 cm。球部以下者称为球后溃疡(约占5%)。当球部前后壁或胃大、小弯侧同时有溃疡存在时,称对吻溃

疡。胃和十二指肠均有溃疡者,称复合性溃疡(属Ⅱ型胃溃疡)。

三、病因

20 世纪 80 年代以来对消化性溃疡的认识有了新突破。消化性溃疡主要由幽门螺杆菌感染和服用非甾体抗炎药引起。

四、临床表现

长期性、周期性和节律性上腹疼痛为胃、十二指肠溃疡共有的特点。但两者又有其不同的表现。

(一)胃溃疡

胃溃疡的高发年龄是 50～60 岁,男性多于女性。重要的症状为上腹痛,规律性腹痛不如十二指肠明显,进食并不能使腹痛减轻。疼痛多发在餐后半小时到 1 小时,也可持续 1～2 小时。其他表现为恶心、食欲缺乏,常因进食后饱胀感影响饮食而导致体重减轻。抗酸药物多难以发挥作用。体格检查常发现疼痛在上腹部、剑突和脐正中间或偏左。

(二)十二指肠溃疡

十二指肠溃疡可见于任何年龄,发病比胃溃疡年轻 10 岁左右,多见于 35～45 岁的患者,男性为女性的 4 倍。典型的十二指肠溃疡引起的疼痛常常发生在餐后数小时,疼痛主要为上腹部,有明显的节律性,且因进食而有所缓解。饥饿痛和夜间痛与基础胃酸分泌过度有关,腹痛可因服用抗酸药物而缓解。疼痛多为烧灼样,可以放射到背部,体检时可以发现右上腹有压痛。十二指肠溃疡引起的腹痛常呈周期性,秋冬季易发作。

五、并发症

胃和十二指肠溃疡均可并发出血、穿孔和幽门梗阻。胃溃疡可发生恶变,而十二指肠溃疡一般不会恶变。

六、诊断

(一)胃镜

随着内镜技术的发展和普及,纤维胃镜检查已成为胃和十二指肠病变的首选诊断方法,胃镜下可以直接观察胃和十二指肠内黏膜的各种病理改变,对溃疡进行分期(活动期、愈合期和瘢痕期),根据不同分期决定不同治疗策略,并可进行活组织病理检查,对良、恶性溃疡的鉴别很有价值。良性溃疡在内镜下可观察到大而圆的溃疡,底部平坦,呈白色或灰白色。

(二)X 线

X 线钡餐检查对发生在胃和十二指肠的病变也是一种主要诊断方法,90% 以上的胃和十二指肠病变可以通过 X 线气钡双重对比造影检查得到明确的诊断。十二指肠溃疡多发生在球部,龛影是十二指肠溃疡的典型 X 线表现。正面观察溃疡的龛影多为圆形、椭圆形或线形,边缘光滑,周围可见水肿组织形成的透光圈。在溃疡愈合过程中,纤维组织增生可呈纤细的黏膜皱襞向龛影集中。胃溃疡多发生于胃小弯,X 线气钡双重对比造影可发现小弯龛影,溃疡周围有黏膜水肿时可有环形透明区,同样龛影是诊断胃溃疡的直接证据。溃疡周围组织的炎症使局部痉挛,可导致钡餐检查时有局部疼痛和激惹现象。

应当指出,龛影虽然是诊断消化性溃疡的直接证据,但在一些情况下难以发现,此时内镜检查显得更为重要。据统计有 3%～7% 的患者在胃发生恶性溃疡时,钡餐检查仅表现为良性病变的征象。

(三)实验室检查

胃溃疡患者的胃酸浓度和胃液量与正常人无明显区别;十二指肠溃疡的胃液量及胃酸浓度明显增加。血清促胃液素测定仅在疑有胃泌素瘤时做鉴别之用。

七、治疗

(一)手术适应证

对于消化性溃疡,外科治疗的目的主要是修复胃肠壁、手术止血或者两者兼有。而对于预防复发而言,主要是内科药物治疗(根除幽门螺杆菌和抑制胃酸分泌)。

当胃、十二指肠溃疡发生并发症而不再是单纯的溃疡时,即需要手术治疗。两者适应证相似:①临床上有多年的溃疡病史。症状逐年加重,发作频繁,每次发作时间延长。疼痛剧烈,影响正常生活和工作。②既往接受过至少一次正规严格的内科治疗,治疗 3 个月以上仍不愈合或者经内科治愈后又复发。③内镜或X 线钡餐检查提示溃疡较大,溃疡直径超过 2.5 cm,或有穿透胃、十二指肠以外的征象。④并发大出血、急性穿孔,或者瘢痕性幽门梗阻者,其中瘢痕性幽门梗阻是外科手术的绝对适应证。⑤怀疑有溃疡恶变者。⑥一些特殊性质的溃疡,如胰源性溃疡、胃空肠吻合口溃疡、应激性溃疡等。

鉴于下述原因,胃溃疡的手术指征可适当放宽:①多数胃溃疡对内科抗酸药物治疗的效果不满意,有效率仅为 35%~40%,而且复发率较高。②部分胃溃疡有可能癌变(<5%)。③合理的手术治疗效果好,目前手术治疗已相当安全。④胃溃疡患者年龄偏大,一旦发生并发症,患者的病死率会明显升高。因此,目前大多数外科医师都主张:胃溃疡诊断明确,经过短期(8~12 周)严格的药物治疗后仍未治愈,应该尽早手术。

(二)手术方式

常用的手术方式为胃大部切除术和迷走神经切断术。其中胃大部切除术适用于胃和十二指肠溃疡,而迷走神经切断术更适合十二指肠溃疡。各种术式的溃疡复发率和并发症发生率不尽相同。高选择性迷走神经切断术的危险性小于胃大部切除手术,溃疡复发率则以选择性迷走神经切断加胃窦切除术最低。尚无单一的术式能适用于所有的患者,故应根据患者的具体情况制订个体化的方案。

八、护理评估

(一)术前评估

1.健康史

(1)个人情况:患者的性别、年龄、职业、生活习惯、性格特征、心理压力、吸烟史、饮食习惯等。

(2)既往史:既往用药情况,特别是有无非甾体抗炎药物和皮质类固醇等药物服用史。

2.身体状况

(1)有无腹痛,疼痛的规律、加重及缓解因素。

(2)有无恶心、呕吐,呕吐物的颜色、性质、量及气味。

(3)有无便血或黑便。

(4)有无腹膜刺激征,肠鸣音亢进、减弱或消失。

(5)有无循环系统代偿表现,有无休克。

(6)有无营养不良、低蛋白血症。

(7)纤维胃镜、X 线钡餐、腹部 X 线、胃酸测定、血常规、诊断性腹腔穿刺、血管造影等检查有无异常。

3.心理-社会状况

(1)患者对胃、十二指肠溃疡的了解程度。

(2)患者对手术有无顾虑及心理负担,是否担心胃、十二指肠溃疡的预后。

(3)家属对患者的关心程度和经济承受能力。

(4)患者和家属是否知晓胃、十二指肠溃疡的预防方法。

(二)术后评估

(1)麻醉和手术方式,术中出血、补液、输血情况。

(2)患者的生命体征。

(3)胃肠减压和腹腔引流液的颜色、性质及量。

(4)肠蠕动恢复情况。

(5)有无出血、胃瘫、吻合口破裂或吻合口瘘、十二指肠残端破裂、肠梗阻、倾倒综合征等并发症发生。

九、护理问题

(一)急性疼痛

急性疼痛与胃、十二指肠黏膜受侵蚀、手术创伤有关。

(二)体液不足

体液不足与溃疡急性穿孔后消化液大量丢失,溃疡大出血致血容量降低,大量呕吐、胃肠减压等引起水、电解质的丢失等有关。

(三)营养失调

营养失调与营养摄入不足、消耗增加有关。

(四)潜在并发症

出血、胃瘫、吻合口破裂或吻合口瘘、十二指肠残端破裂、肠梗阻及倾倒综合征。

十、护理目标

(1)患者自述疼痛减轻或缓解。

(2)患者能够维持体液平衡及重要脏器的有效灌注。

(3)患者的营养状况得以维持或改善。

(4)患者未发生并发症或并发症被及时发现与处理。

十一、护理措施

(一)术前护理

1.胃大部切除术

协助做好术前检查及术前常规准备,术前1天给流质食物,术前8小时禁食、禁饮,必要时留置胃管。

2.胃、十二指肠溃疡急性穿孔

(1)病情观察:观察患者生命体征、腹膜刺激征、肠鸣音的变化,若病情加重,应做好急诊手术准备。

(2)体位:伴有休克的患者应取休克卧位(仰卧中凹位),即上身及下肢各抬高20°,生命体征平稳后改为半卧位,以减少毒素吸收、降低腹壁张力、减轻疼痛。

(3)禁食、胃肠减压:保持引流通畅和有效负压,减少胃肠内容物继续外漏,注意观察引流液的颜色、性质及量。

(4)输液:遵医嘱静脉补液,应用抑酸药物,维持水、电解质及酸碱平衡。同时记录出入液量。

(5)预防和控制感染:遵医嘱合理使用抗菌药物。

3.胃、十二指肠溃疡大出血

(1)病情观察:严密观察血压、脉搏、尿量、中心静脉压、周围循环状况;观察胃管引流液和红细胞计数变化,判断有无活动性出血及止血效果。若出血仍在继续,及时报告医师,做好急诊手术的术前准备。

(2)体位:取平卧位,呕血者头偏向一侧。

(3)禁食、留置胃管:用生理盐水冲洗胃管,清除凝血块,直至胃液变清。可经胃管注入200 mL含8 mg去甲肾上腺素的冰生理盐水溶液,每4~6小时一次。

(4)补充血容量:建立多条输液通路,必要时放置中心静脉导管,快速输液、输血。

(5)应用止血、抑酸药物:遵医嘱静脉或肌内注射止血药物;静脉给予H_2受体拮抗剂、质子泵抑制剂或生长抑素等。

(6)胃镜下止血:协助医师行胃镜下止血。

4.胃、十二指肠溃疡瘢痕性幽门梗阻

(1)胃肠减压:留置胃管,进行胃肠减压和引流。

(2)饮食指导:完全梗阻者需禁食,非完全梗阻者可给予无渣半流质食物。

(3)洗胃:完全梗阻者术前用温生理盐水洗胃,可清除胃内宿食、减轻胃壁水肿和炎症,同时利于术后吻合口愈合。

(4)支持治疗:遵医嘱静脉输液,补充液体、电解质、肠外营养液、血制品等,维持水、电解质及酸碱平衡,纠正营养不良、贫血及低蛋白血症。

5.心理护理

了解患者心理状态,鼓励患者表达自身感受,根据患者个体情况向其提供信息,帮助其缓解不良情绪,增强治疗信心。鼓励家属和亲友给予患者关心及支持,使其能够积极配合治疗和护理。

(二)术后护理

1.病情观察

严密监测生命体征变化,观察患者的尿量、伤口有无渗血或渗液,以及引流液的情况。

2.体位

平卧位,待血压、脉搏平稳后改为摇高床头 30°,以减轻腹部切口张力及疼痛,利于呼吸及循环。

3.管道护理

(1)禁食、胃肠减压:术后早期给予患者禁食、持续胃肠减压,引出胃内液体、积血及气体,减轻吻合口张力。

胃肠减压护理要点:①妥善固定胃管并记录胃管插入长度,避免胃管脱出,一旦脱出不可自行插回,以免造成吻合口瘘。②保持引流管通畅,维持适当的负压,防止管路受压、扭曲、折叠。③观察并记录引流液的颜色、性状及量,术后24 小时内可由胃管引流出少量暗红色或咖啡样液体,一般不超过300 mL。若有较多鲜血,应及时联系医师并配合处理。④拔管,术后胃肠减压量减少,肠蠕动恢复、肛门排气后,可拔除胃管。

(2)腹腔引流管的观察:腹腔引流管可预防血液、消化液、渗出液等在腹腔内或手术野内积聚,排出腹腔脓液和坏死组织,防止感染扩散,促使手术野无效腔缩小或闭合,保证伤口良好愈合。

腹腔引流管护理要点:①妥善固定引流管和引流袋,防止患者在变换体位时压迫、扭曲引流管,或引流管被牵拉而脱出。另外,还可避免或减少因引流管的牵拉而引起的疼痛。②保持引流通畅,若发现引流量突然减少,患者感到腹胀伴发热,应检查引流管腔有无堵塞或引流管是否脱落。③注意观察引流液的颜色、量、气味及有无残渣等,准确记录 24 小时引流量。一般情况下,患者术后体温逐日趋于正常,腹腔引流液逐日减少、变清。若术后数天腹腔引流液仍不减少,伴有黄绿色胆汁或脓性液体,带臭味,伴腹痛,体温再次上升,应警惕发生吻合口瘘的可能;须及时告知医师,协助处理。④注意观察引流管周围皮肤有无红肿、皮肤损伤等情况。⑤疼痛观察,引流口处疼痛常由引流液刺激周围皮肤,或引流管过紧地压迫局部组织引起继发感染或迁移性脓肿所致,局部固定点疼痛一般是病变所在处。剧烈腹痛突然减轻,应高度怀疑脓腔或脏器破裂,注意观察腹部体征。

4.补液

遵医嘱静脉输液,必要时遵医嘱输注血制品,记录 24 小时出入量,监测血电解质,避免发生水、电解质及酸碱平衡紊乱。

5.活动

鼓励患者早期活动,促进肠蠕动恢复,防止术后发生肠粘连和下肢深静脉血栓。除年老体弱或病情较重者,应鼓励并协助患者术后第 1 天坐起轻微活动,第 2 天协助患者于床边活动,第 3 天可在病室内活动。

6.营养支持

改善患者的营养状态,能够促进吻合口和切口愈合。

(1)禁食期间:遵医嘱输注肠外营养液。

(2)拔除胃管后当天:可饮少量水或米汤。

(3)如无不适,拔管后第 2 天给予流质食物,每次 50～80 mL。

(4)拔管后第 3 天给予流质食物,每次 100～150 mL。

(5)进食后无不适,第 4 天可给予半流质食物。

注意:食物宜温、软、易于消化,少食多餐。开始时每天 5～6 餐,逐渐减少进餐次数并增加每次进餐量,逐步恢复正常饮食。

7.疼痛护理

每天进行疼痛评分,使用数字评分法≥3 分时,及时通知医师给予处理,并观察处理效果、有无药物不良反应。应用自控镇痛泵者,指导其使用方法。

(三)术后并发症的观察与护理

1.出血

出血主要包括胃或十二指肠残端出血、吻合口出血及腹腔出血。

观察:术后早期易发生。若术后短时间内胃管或腹腔引流管内引流出大量鲜红色血液,24 小时后仍未停止,须警惕胃出血。

护理:观察患者的神志、生命体征、尿量、体温的变化;观察胃管、腹腔引流管引流液的颜色、性质及量;观察血红蛋白、血细胞比容的变化。遵医嘱应用止血药物、输血或用冰盐水洗胃;必要时协助医师通过内镜检查出血部位并止血。经非手术治疗不能有效止血或出血量＞500 mL/h 时,积极完善术前准备。

2.胃瘫

胃瘫是手术后以胃排空障碍为主的综合征,发病机制尚未明确,常发生于术后数天停止胃肠减压、进流质食物,或由流质食物改为半流质食物后。

观察:观察患者在停止胃肠减压或进食后,有无上腹饱胀、恶心、呕吐、顽固性呃逆。

护理:严格禁食、禁水,持续胃肠减压;遵医嘱补液,维持水、电解质及酸碱平衡;给予肠外营养支持,改善机体营养状态,纠正低蛋白血症。使用 3% 温盐水洗胃,减轻吻合口水肿。遵医嘱应用胃动力促进剂或中药治疗。向患者解释术后胃瘫多能经非手术治疗治愈,消除其紧张、恐惧心理。患者胃动力的恢复常突然发生,于 1～2 天内胃引流量明显减少,腹胀、恶心迅速缓解,即可拔除胃管,指导患者逐渐恢复饮食。

3.吻合口破裂或吻合口瘘

吻合口破裂或吻合口瘘多发生在术后 1 周内,与缝合不当、吻合口张力过大、组织供血不足、贫血、低蛋白血症、组织水肿等有关。

观察:观察患者有无高热、脉速,腹部压痛、反跳痛,腹肌紧张,或腹腔引流管内引流出含肠内容物的混浊液体。

护理:给予患者禁食、胃肠减压。遵医嘱应用肠外营养支持,纠正水、电解质及酸碱失衡,合理应用抗菌药物。形成局部脓肿、外瘘或无弥漫性腹膜炎者,行局部引流,注意及时清洁瘘口周围皮肤并保持干燥,局部使用氧化锌软膏、皮肤保护粉/膜,避免皮肤破损继发感染。

注意:出现弥漫性腹膜炎的吻合口破裂患者必须立即手术,做好急诊术前准备。

4.十二指肠残端破裂

十二指肠残端破裂多发生在术后 24～48 小时,见于十二指肠残端处理不当或毕Ⅱ氏输入袢梗阻。

观察:观察患者有无突发上腹部剧痛、腹膜刺激征、发热、白细胞计数增加、腹腔穿刺抽出胆汁样液体。

护理:一旦确诊应立即手术,积极完善术前准备,术后护理同吻合口破裂或吻合口瘘。

5.肠梗阻

根据梗阻部位分为输入袢梗阻、输出袢梗阻及吻合口梗阻。

(1)输入袢梗阻:见于毕Ⅱ式胃大部切除术后。

急性完全性输入袢梗阻:由输入袢受压或穿入输出袢与横结肠系膜的间隙孔形成内疝所致。临床表现为突发上腹部剧烈疼痛,呕吐频繁、量少、多不含胆汁,呕吐后症状不缓解,且上腹部有压痛性肿块,病情进展快,很快出现休克表现。由于易发生肠绞窄,应紧急手术治疗。

慢性不完全性输入袢梗阻:由输入袢在吻合口处形成锐角,输入袢内消化液排空不畅所致。表现为进食后上腹胀痛或绞痛,随即突然喷射性呕吐出大量不含食物的胆汁,呕吐后症状缓解。应给予禁食、胃肠减压、肠外营养支持治疗,非手术治疗症状仍不能缓解者,需再次手术。

(2)输出袢梗阻:见于毕Ⅱ式胃大部切除术后,由术后肠粘连、大网膜水肿、炎性肿块压迫所致。表现为上腹饱胀不适,严重时有呕吐,呕吐物含胆汁。若非手术治疗无效,应手术解除梗阻。

(3)吻合口梗阻:常由吻合口过小或吻合时内翻过多,加上术后吻合口水肿所致。表现为进食后上腹饱胀感和溢出性呕吐,呕吐物多不含胆汁。非手术治疗措施同胃瘫;若非手术治疗无效,需手术解除梗阻。

6.倾倒综合征

胃大部切除术后,由于失去幽门的节制功能,导致胃排空过快,产生一系列临床症状,称为倾倒综合征。根据进食后出现症状的时间分为早期和晚期两种类型。

(1)早期倾倒综合征:多发生在进食后半小时内,与大量高渗性食物快速进入肠道导致肠道内分泌细胞大量分泌肠源性血管活性物质,以及渗透压作用使细胞外液大量移入肠腔有关。

观察:密切观察患者有无心悸、出冷汗、乏力、面色苍白、头晕等循环系统症状,以及腹部饱胀不适或绞痛、恶心、呕吐、腹泻等胃肠道症状。

护理:指导患者调整饮食,少食多餐;进食低碳水化合物、高蛋白饮食;用餐时限制饮水喝汤;避免给予过甜、过咸、过浓的流质食物;进餐后平卧20分钟。多数患者经饮食调整后,症状可减轻或消失,半年到1年内能逐渐自愈;严重者需使用生长抑素或手术治疗。

(2)晚期倾倒综合征:发生于餐后2~4小时,与食物进入肠道后刺激胰岛素大量分泌,继而导致反应性低血糖有关,故又称为低血糖综合征。

观察:观察患者有无心悸、出冷汗、乏力、面色苍白、手颤、虚脱等表现。

护理:指导患者出现症状时稍进饮食,尤其是糖类。指导患者少食多餐,减少碳水化合物的摄入,增加食物中的蛋白质比例。

十二、健康教育

(一)疾病知识指导

告知患者及家属有关胃、十二指肠溃疡的知识,使之能更好地配合术后长期治疗和自我管理。

(二)药物指导

指导患者服药的时间、剂量、方式,说明药物不良反应,避免服用对胃黏膜有损害的药物,如阿司匹林、吲哚美辛、皮质类固醇等。

十三、护理评价

(1)患者疼痛是否减轻或缓解。

(2)患者是否维持体液平衡及重要脏器的有效灌注。

(3)患者的营养状况是否得以维持或改善。

(4)患者有无发生并发症或并发症是否被及时发现与处理。

十四、关键点

(1)急性穿孔和大出血是胃、十二指肠溃疡的急症,需及早处理。

(2)胃、十二指肠溃疡患者行胃大部切除术后,预防与及早发现各种术后并发症是术后护理的关键。

(3)正确指导患者饮食是防止术后发生倾倒综合征的关键。

(4)规律饮食和良好的生活习惯是预防胃、十二指肠疾病的有效方法。

第五节 肺泡蛋白沉积症

肺泡蛋白沉积症(pulmonary alveolar proteinosis,PAP)以肺泡腔内积聚大量的表面活性物质为特征,主要是由于体内存在的抗粒细胞-巨噬细胞集落刺激因子(GM-CSF)自身抗体导致肺泡巨噬细胞对表面活性物质的清除障碍所致。

隐匿起病,10%~30%的患者在诊断时无症状。常见症状是呼吸困难伴咳嗽,偶有咳痰。X线检查显示两侧弥漫性的肺泡渗出,分布于肺门周围,形成"蝴蝶"样图案。经常是广泛的肺部渗出与轻微的临床症状不相符合,胸部高分辨率

CT(high resolution computed tomography,HRCT)特征性的表现如下:①毛玻璃影与正常肺组织截然分开,形成"地图"样图案;②小叶间隔和小叶内间隔增厚,形成多边形或"不规则铺路石"样图案。特征性生理功能改变是肺内分流导致的严重低氧血症。支气管肺泡灌洗回收液特征性的表现为奶白色,稠厚且不透明,静置后沉淀分层。支气管肺泡灌洗液细胞或经支气管镜取肺活检组织的过碘酸雪夫染色阳性和阿辛蓝染色阴性可以证实诊断。

1/3 的患者可以自行缓解。对于有明显呼吸功能障碍的患者,全肺灌洗是首选和有效的治疗方法。该病目前病因不明。

一、发病机制与病理

PAP 可分为先天性、特发性和继发性肺泡蛋白沉积症 3 类。每种类型的 PAP 发病机制各不相同。

先天性 PAP 大多在婴幼儿或儿童期发病,有明显的家族史,是一种常染色体隐性遗传性疾病,多由编码表面活性物质蛋白-B 的缺乏或 GM-CSF 受体链基因突变所致。

特发性 PAP 最为常见,占所有 PAP 患者的 90% 以上,其病因尚不完全清楚。目前研究发现特发性 PAP 是一种自身免疫性疾病,由于出现 GM-CSF 自身中和性抗体,与 GM-CSF 特异性结合,阻断了 GM-CSF 与相应受体的结合,影响了肺泡巨噬细胞的功能,使肺泡表面活性物质清除下降,是特发性肺泡蛋白沉积症的主要发病机制。

继发性 PAP 发病机制尚不明确,目前了解继发性肺泡蛋白沉积症多与如下基础疾病有关:①恶性肿瘤,尤其是血液系统恶性肿瘤;②导致患者免疫功能严重低下的疾病或药物,如艾滋病、胸腺发育不全、大量应用医源性免疫抑制剂的器官移植患者等;③感染因素,如结核分枝杆菌、奴卡菌或真菌感染等;④吸入某些无机粉尘或毒性气体,通常在短时间内吸入高浓度的无机粉尘时容易发生。

肺组织活检显示肺脏有多发性淡黄色或灰白色坚实结节,肺脏可明显变硬,重量增加,肺的切面有黄白色液体流出,肺实变与代偿性肺气肿并存。光镜下肺泡结构基本正常,肺泡内充满细颗粒状;除继发感染外很少出现炎症细胞。电镜下观察见肺泡Ⅱ型细胞胞质内有特征性的呈同心圆排列的板层小体结构。

二、临床表现

本病可发生于任何年龄,以 30~50 岁最为常见,约占病例总数的 80%,平均发病年龄为 39 岁,男性多于女性,男女之比为(2~4):1。PAP 的临床表现不具有特征性,多数患者起病隐匿,约 30% 的患者无临床症状。呼吸困难和咳嗽是最常见的临床症状,还可表现为发热、胸痛、胸闷、咳痰、咯血、消瘦、盗汗、乏力、皮肤瘀斑等,急性起病伴高热者常为继发感染所致。吸气末的爆裂音是最常见的异常体征,1/3 的患者可见杵状指,疾病进展中可有中心性或周围性发绀。继发性 PAP 的临床表现是基础疾病和肺泡蛋白沉积症相叠加的结果,基础疾病的临床表现不尽相同,而继发性 PAP 患者的临床表现却有相似之处:①以肺泡蛋白沉积症引起的呼吸困难和咳嗽最为常见;②呼吸困难逐渐加重,多数患者甚至出现呼吸衰竭。先天性 PAP 大多在婴幼儿或儿童期发病,主要表现为新生儿急性呼吸窘迫综合征。

三、诊断与辅助检查

以往 PAP 多是经开胸、胸腔镜或纤维支气管镜下肺泡组织活检病理确诊,目前胸部 HRCT 表现结合支气管肺泡灌洗液(bronchoalveolar lavage fluid, BALF)检查、临床表现已成为确立 PAP 诊断的基本手段。典型的 PAP 患者的 BALF 呈乳状或浓稠浅黄色液体,放置后分层,电镜下见板层小体(大量卵圆形颗粒具有明暗相间螺纹状或指纹样条纹),过碘酸雪夫染色阳性,光镜下由细胞碎片、表面活性物质颗粒及一些蛋白样物质组成。近年研究发现,特发性 PAP 患者的 BALF 和血清中 GM-CSF 自身抗体浓度升高,因此将其作为特发性 PAP 的诊断指标之一。

肺功能检查:PAP 的肺功能检查常为限制性通气功能障碍伴弥散功能下降,如果患者吸烟可合并有阻塞性通气功能障碍。动脉血气分析显示低氧血症及肺泡-动脉血氧分压差(alveolar-artery oxygen partial pressure gradient, $P_{A-a}O_2$)增大。这主要是由于肺泡内充满磷脂蛋白物质、小叶间隔水肿和纤维化,导致肺泡内通气不足,肺泡毛细血管床出现大量右向左分流所致。肺功能检查可以评估疾病的严重程度、疾病的进展和对治疗的反应,血气分析中 $P_{A-a}O_2$ 值的大小及其运动后的变化可以预测肺功能受损的程度。

影像学检查:特发性 PAP 的 CT 表现可见磨玻璃影、实变影、条索影及网格影,其中以磨玻璃影和网格影最为常见,HRCT 能准确观察病变的形态和分布。肺泡蛋白沉积症的病变分布多为弥漫性随机分布,没有明显的中央性或周围性及叶段分布差异,多为两侧对称分布,肺泡蛋白沉积症的病变与周围正常肺组织间分界清楚,且边缘形态各异,呈典型的"地图样"改变。"不规则铺路石"样改变有一定的特异性,指弥漫性磨玻璃影内重叠网格状影,是充盈磷脂蛋白样物质的肺泡与增厚及水肿的小叶间隔交织所致。胸部 CT 提示"不规则铺路石"样改变对肺泡蛋白沉积症的诊断有特异性,故目前仍以此征作为肺泡蛋白沉积症的影像诊断依据之一。继发性 PAP 的胸部 CT 表现为典型的"地图样"分布的磨玻璃影和"不规则铺路石"样改变,且合并有基础疾病的胸部 CT 表现。先天性 PAP 患者的胸部 CT 表现缺乏特征性,可以表现为类似粟粒性病变的网状结节和小结节,或表现为不同大小的腺泡结节的融合影。

四、治疗

PAP 因其分类不同治疗方法也有不同,先天性 PAP 患者以支持治疗为主,继发性 PAP 应以治疗基础疾病为主,基础疾病的治疗亦对肺部病变有改善作用。特发性 PAP 治疗方法如下。

(一)支气管肺泡灌洗(bronchoalveolar lavage,BAL)

BAL 目前被认为是 PAP 的最佳治疗方法。BAL 是通过物理方法将沉积在肺泡表面的活性物质去除,使其产生和清除达到平衡,从而改善肺的通气,达到治疗的目的。可以单侧灌洗,亦可两侧同时进行。BAL 的有效率在 60% 左右,10% 的患者对灌洗没有反应。BAL 的优点是较为彻底,患者一般在灌洗后48 小时内症状和生理指标得到明显改善,一次灌洗后可以维持较长时间。缺点是该方法需要的技术条件较高,需在全麻下进行,具有一定的危险性。

(二)血浆置换

通过血浆置换降低 GM-CSF 自身抗体水平可能作为一种全新的特发性PAP 治疗方法。

(三)肺移植

肺移植对部分患者有治疗效果,但移植后仍可复发。

五、护理

(一)护理评估

(1)评估患者的意识、生命体征。

(2)呼吸状况如有无呼吸困难,发绀,咳痰情况,痰液的色、质、量及气道通畅情况。

(3)评估患者的心理-社会状况,家庭情况,经济收入,职业因素,了解患者及其家属对治疗的信心和对疾病的认知程度。

(4)评估患者肺功能、CT 等辅助检查情况。

(二)支气管肺泡灌洗的护理

1.术前准备

(1)心理护理:全面评估患者,了解患者的心理状态。因全肺灌洗治疗需在全麻下进行,患者及家属对此治疗方法缺乏了解,对治疗缺乏安全感,担心灌洗时会出现并发症及意外。护理人员应同患者及家属深入沟通,耐心做好解释工作,讲解灌洗术的过程及其效果,告知该操作目前已较为成熟,由资深医护人员配合完成,并且在操作过程中患者会得到严密的监护,以缓解患者的紧张情绪,取得配合。

(2)有效的咳嗽、咳痰:促进有效排痰。

深呼吸和有效咳嗽:适用于神志清醒、一般状况良好、能够配合的患者,有助于气道远端分泌物的排出。指导患者掌握有效咳嗽的正确方法:①患者尽可能采用坐位,先进行深而慢的呼吸 5～6 次,后深吸气至膈肌完全下降,屏气 3～5 秒,继而缩唇,缓慢地通过口腔将肺内气体呼出,再深吸一口气后屏气 3～5 秒,身体前倾,从胸腔进行 2～3 次短促有力的咳嗽,咳嗽同时收缩腹肌,或用手按压上腹部,帮助痰液咳出。②经常更换体位有利于痰液咳出。

胸部叩击:胸部叩击适用于久病体弱、长期卧床、排痰无力者。禁用于未经引流的气胸、肋骨骨折、有病理性骨折史、咯血、低血压及肺水肿等患者。方法:患者侧卧位或在他人协助下取坐位,叩击者两手手指弯曲并拢,使掌侧呈杯状,以手腕力量,从肺底自下而上,由外向内,迅速而有节律地叩击胸壁,震动气道,每一肺叶叩击 1～3 分钟,每分钟 120～180 次,叩击时发出一种空而深的拍击音表明手法正确。注意事项:①听诊肺部有无呼吸音异常及干、湿啰音,明确病变部位。②叩击时避开乳房、心脏、骨突部位(如脊椎、肩胛骨、胸骨)。③叩击力量适中,以患者不感到疼痛为宜;每次叩击时间以 5～15 分钟为宜,应安排在餐后 2 小时或餐前 30 分钟进行,以避免治疗中发生呕吐;操作时应密切注意患者的反应。④操作后患者休息,协助其做好口腔护理,去除痰液气味;询问患者的感受,观察痰液情况,复查生命体征。

机械吸痰:适用于无力咳出黏稠痰液、意识不清或排痰困难者。可经患者的口腔、鼻腔、气管插管或气管切开处进行负压吸痰。

用药护理:遵医嘱给予抗生素、止咳药物、祛痰药物及雾化吸入,掌握药物的疗效和不良反应。不滥用药物,排痰困难者勿自行服用强效镇咳药。

(3)术前呼吸功能锻炼。

腹式呼吸:又称为膈式呼吸训练。吸气时,膈肌收缩下降,腹肌松弛,保证最大吸气量,腹部隆起。呼气时,腹肌收缩帮助膈肌松弛,随腹腔内压增加而上抬,增加呼吸潮气量,腹部塌陷,胸部保持不动。每分钟 7～8 次,每次 10～20 分钟,每天锻炼 2 次。腹式呼吸需深而缓,可增加潮气量,减少功能残气量,提高肺泡通气量,降低呼吸功耗,缓解呼吸困难症状,改善换气功能。

缩唇腹式呼吸:用鼻吸气,嘴呼气,呼气时嘴唇缩成吹口哨状,吸呼比为 1∶2 或 1∶3,此方法适用于气道阻力增加的患者。缩唇腹式呼吸是结合腹式呼吸及缩唇呼吸,即将双手分别置于前胸部及上腹部,用鼻缓慢吸气,膈肌松弛,腹部的手有向上抬起的感觉,而胸部的手原位不动;呼气时缩唇,口唇缩成吹口哨状,使气体通过缩窄的口型缓缓呼出,腹肌收缩,腹部的手有下降感,吸气与呼气时间比为 1∶2 或 1∶3,尽量做到深吸慢呼,缩唇程度以不感到费力为适度,每分钟 7～8 次,每次 5～15 分钟,每天 2 次。呼吸功能锻炼可增强膈肌力量,减少气道阻力或无效腔,增加肺泡通气量,提高潮气量,是预防肺部感染的理想措施之一。

(4)术前各项常规准备:对患者应全面查体,包括胸部 X 线检查、心电图、实验室常规检查、肺功能、血气分析等,对患者心肺功能进行全面评价,以确定是否耐受手术。灌洗术前一天晚 8 点起禁食、禁水,保证良好的睡眠状态,术前建立静脉通道。

2.术中配合

安置患者去枕平卧位,头后仰,给予氧气吸入,预防肺泡灌洗中缺氧,协助麻醉医师进行插管,一般每次灌注 500～1 000 mL 37 ℃生理盐水,然后吸出同量的灌洗液,每次回收量的丢失不应＞200 mL。若每次流失量＞200 mL,详细记录每次灌入量、出量、残留量。应警惕液体流入另一侧肺。灌洗液选择用无菌生理盐水,温度(37 ℃)与体温接近,以减少对机体的刺激,严密观察生命体征,注意患者面色、心率、血压及经皮动脉血氧饱和度的变化,防止发生气压伤及其他并发症。

3.术后护理

严密观察生命体征,保持呼吸道通畅。患者在灌洗后有一定容量灌洗液残留,致使有效气体交换面积减少,同时由于灌洗表面活性物质的丢失,导致肺泡萎缩,通气血流比例失调,发生低氧血症,因此应给予双水平呼吸机辅助通气,遵医嘱设置压力参数,初始压力以患者可以耐受为宜。协助患者咳嗽、咳痰,鼓励患者及时咳出呼吸道分泌物,并观察痰液的色、质、量变化。

4.咽喉部疼痛的护理

肺泡灌洗的整个过程需在全麻下进行,气管插管会对气道黏膜造成一定的损伤,术后第 2 天,部分患者出现咽喉部疼痛症状,可给予无刺激性、质软、温凉的半流质食物或流质食物,多饮水,2～3 天后症状消失,避免情绪紧张。

(三)血浆置换的护理

血浆置换(plasma exchange,PE)是一种用来清除血液中大分子物质的血液净化疗法。其基本过程是将患者血液经血泵引出,通过血浆分离器分离血浆和细胞成分,去除致病血浆或选择性地去除血浆中的某些致病因子,然后将细胞成分、净化后的血浆及所需补充的置换液输回体内。

1.术前准备

(1)监测体温、脉搏、呼吸、血压、心率情况。

(2)饮食指导:置换前给予清淡的半流质食物,并结合患者病情给予相应的饮食指导。

(3)了解患者病史,以减少不必要的并发症。

(4)确认患者已签署知情同意书;配合医师行经外周静脉穿刺中心静脉置管术,备好血浆分离器及管路,血浆置换液为血浆 1 600 mL,贺斯 500 mL＋10％葡萄糖酸钙30 mL＋氯化钾 15 mL,4％清蛋白 500 mL,以及准备所需药品及抢救仪器等。

2.术中护理

管路护理:正确连接并接紧各管路,防止接口脱落,防止管路扭曲,保证血流通畅,指导并协助患者取保持血流通畅且舒适的体位。

3.术后护理

严密观察患者的生命体征、尿量,保持口腔清洁。严格执行无菌操作,减少家属探望,预防术后感染、出血等并发症。

(四)健康指导

患者外出散步戴口罩,注意保持口腔清洁,进食后、睡觉前漱口,勿用手挖鼻,季节变化及时加减衣物,避免去人多拥挤的地方,预防上呼吸道感染,避免感染结核分枝杆菌、卡氏肺孢子菌、巨细胞病毒等,保证充足的蛋白质、维生素和水分的摄入,避免给予患者高碳水化合物和高热量的饮食,以免产生过多的二氧化碳。生活规律,保持心情愉快,注意劳逸结合,注意锻炼身体,提高免疫力,坚持呼吸功能锻炼,定时门诊随访,如出现胸闷、气促、呼吸困难等不适,及时就医。

第六节　胆　石　症

胆石症是指发生在胆囊或胆管内的结石,是胆道系统的常见病和多发病。胆石可发生在胆管的任何部位,胆囊内的结石为胆囊结石,左右肝管汇合部以下的肝总管和胆总管结石为肝外胆管结石,汇合部以上的为肝内胆管结石。

一、胆囊结石

胆囊结石主要为胆固醇结石或以胆固醇为主的混合性结石和黑色素结石。外科首选的是通过腹腔镜胆囊切除术治疗,与开腹胆囊切除相比同样有效,且具有恢复快、损伤小、疼痛轻、瘢痕不易发现等优点。

(一)术前护理

1.常规护理

执行外科手术前护理常规。

2.病情观察

动态评估腹痛,包括腹痛的程度、性质、范围,有无寒战、高热、黄疸。初期表现为右上腹阵发性绞痛,伴恶心、呕吐等消化道症状;随着病情进展,持续性右上腹疼痛放射到右肩背部。若腹痛加重,伴高热、寒战及严重全身感染症状,则考虑为化脓性胆囊炎或坏疽穿孔。如上述症状加重伴血压下降,脉搏细速,及时告知医师进行积极处理。

3.饮食

选用低脂饮食,有脱水和电解质失衡时遵医嘱合理补液治疗。

4.术前用药

严重的胆囊结石发作性疼痛可使用镇痛剂和解痉剂,如阿托品。但应避免使用吗啡,因吗啡可引起 Oddi 括约肌收缩,增加胆道内压力,加重病情。

5.腹腔镜下胆囊切除术

如行腹腔镜下胆囊切除术,应嘱患者清洗脐部皮肤,护士可用松节油清洁脐内污垢。指导患者进行呼吸训练,避免感冒。

(二)术后护理

1.常规护理

执行外科手术术后护理常规,执行全身麻醉术后护理常规,执行术后疼痛护理常规。

2.严密监测生命体征,做好术后记录

有心律异常变化者应立即通知医师给予妥善处理。

3.引流管护理

保持引流通畅,妥善固定引流管,观察引流液的颜色、量及性质。

4.体位

术日平卧位,次天依据病情可下床活动,逐渐过渡至正常活动。

5.饮食

如为腹腔镜下胆囊切除术治疗,术日禁食 6 小时,次天遵医嘱可从低脂流质食物逐渐过渡至低脂普食。

6.并发症的观察与护理

术后除严密观察患者的生命体征外,还应观察患者腹部体征及引流情况,如患者出现发热、腹痛、腹胀等腹膜炎症状或腹腔引流液为黄绿色胆汁样液体,应考虑为胆瘘,及时通知医师并协助其处理。

7.健康指导

(1)合理饮食,少食多餐。少食油腻食物,多食低脂、高维生素食物,多食新鲜蔬菜和水果。

(2)适当体育锻炼,提高机体抵抗力。

(3)定时进行复诊,如有腹部疼痛等情况及时到医院就诊。

二、胆管结石

胆管结石根据病因不同,分为原发性和继发性胆管结石。在胆管内形成的结石,称为原发性胆管结石,其形成与肝内感染、胆汁淤积、胆道蛔虫有密切关系,以胆色素结石或混合性结石为主。胆管内结石来自胆囊者,称为继发性胆管结石,以胆固醇结石多见。外科手术治疗主要有胆总管切开取石和"T"形管引流术。

(一)术前护理

1.常规护理

执行外科手术前护理常规。

2.病情观察

密切观察患者生命体征,腹痛的性质、部位及发作时间,有无诱发因素;有无腹痛、寒战、高热及 Charcot 三联征,以确定有无胆管梗阻。注意与胆道蛔虫区别。对于诊断明确者可使用消炎利胆和解痉镇痛药物。

3.饮食

选用低脂饮食,肝功能较好者可给予高蛋白饮食,不能进食者给予肠外营养。

4.用药护理

避免使用吗啡,遵医嘱应用改善凝血机制药,可肌内注射维生素 K_1 及保肝药物。

5.降低体温

高热患者可使用物理降温和(或)药物降温,应用抗生素控制感染。

6.做好皮肤护理

如患者皮肤出现黄疸、瘙痒,嘱患者不要用手抓挠,注意剪指甲,可用温水擦浴,涂抹润肤露,必要时请皮肤科会诊。

(二)术后护理

1.常规护理

执行外科手术术后护理常规,执行全身麻醉后护理常规,执行术后疼痛护理常规。

2.病情观察

定时监测生命体征和腹部体征;术前有黄疸的患者,应观察并记录大便颜色。

3.营养支持

及时补充液体,保持出入量平衡。

4."T"形管引流护理

胆总管探查或切开取石术后,于胆总管切开处放置"T"形管,目的是引流胆汁,使胆管减压。

(1)"T"形管应妥善固定并保持通畅,防止扭曲、脱落。不可固定在床上,以防翻身活动时牵拉造成导管脱出。

(2)密切观察"T"形管内引流出胆汁的颜色、量和性状。一般正常成人胆汁生成量为 800~1 200 mL/24 h,为黄绿色清亮无沉渣液体;术后 24 小时内胆汁引流量一般为 300~500 mL,进食后胆汁量可增至 600~700 mL,随着胆管梗阻解除,胆汁量逐渐减至 200 mL 左右。

(3)预防感染:严格无菌操作,保持"T"形管引流通畅,定时更换引流袋。下床活动时引流袋低于引流口水平,避免胆汁回流;平卧时引流管远端应低于腋中线,防止胆汁淤积引起感染。

(4)拔管:若"T"形管引流通畅、胆汁正常,患者无腹痛、无发热等症状,且引流量逐渐减少,一般在术后 10~14 天可试行夹闭"T"形管。开始每天夹闭 2~3 小时,若患者无发热、腹痛和黄疸可逐渐延长时间,全日夹管 24~48 小时患者无不适时可以拔管。经"T"形管造影显示胆管通畅后,再引流 2~3 天,以排出造影剂。拔管后残留窦道用凡士林纱布填塞,1~2 天内可自行闭合。

5.并发症的观察与护理

(1)黄疸:常伴凝血功能障碍,一般术后 3~5 天减退,可给予维生素 K_1 肌内注射。

(2)出血:严密观察生命体征及腹部体征。特别是术后 24~48 小时,若患者出现腹痛、呕血、黑便、引流管液为血性胆汁或鲜血,且超过 100 mL/h,持续 3 小时以上,并伴心率增快、血压波动时,提示腹腔内出血,立即通知医师,协助做好术前准备。

(3)胆瘘:术后 5~10 天,患者突然发热、腹痛、腹胀,或"T"形管引流量突然减少,腹腔引流管或切口引流出黄绿色胆汁样液体,提示发生胆瘘,立即报告医师并协助处理。做好引流管口周围皮肤护理,局部可涂皮肤保护膜或用防漏膏。

6.健康指导

(1)养成良好的饮食习惯,烹调方式以蒸煮为宜。定期进行肠道驱虫。

(2)适当体育锻炼,提高机体抵抗力。

(3)指导患者对异常症状的观察。若有腹胀、黄疸、发热、厌油腻,或切口红、肿、热、痛等,应及时就诊。

(4)指导带"T"形管出院患者做好管路护理,避免引流管受压;尽量穿宽松柔软的衣服,避免提举重物或过度活动。淋浴时用塑料薄膜覆盖"T"形管并做标记,以防感染;每天定时更换引流袋并做好记录。若敷料渗湿、管路脱出应及时就诊。

第五章 妇科护理

第一节 盆 腔 炎

一、病因及发病机制

女性生殖系统具有比较完善的自然防御功能,当自然防御功能遭到破坏,或机体免疫力降低、内分泌发生变化或外源性病原体入侵时,可导致子宫内膜、输卵管、卵巢、盆腔腹膜、盆腔结缔组织发生炎症。感染严重时,可累及周围器官和组织,当病原体毒性强、数量多、患者抵抗力低时,常发生败血症及脓毒血症,若未得到及时治疗可能发生盆腔炎性疾病后遗症。

二、临床表现

(一)症状

轻者无症状或症状轻微不易被发现,常表现为持续性下腹痛,活动或性交后加重;发热、阴道分泌物增多等。重者可表现为寒战、高热、头痛、食欲减退;月经期发病者可表现为经量增多、经期延长;腹膜炎者出现消化道症状,如恶心、呕吐、腹胀等;若脓肿形成,可有下腹包块及局部刺激症状。

(二)体征

(1)急性面容、体温升高、心率加快。

(2)下腹部压痛、反跳痛及肌紧张。

(3)检查见阴道充血;大量脓性臭味分泌物从宫颈口外流;穹隆有明显触痛;宫颈充血、水肿、举痛明显;子宫体增大有压痛且活动受限;一侧或双侧附件增厚,有包块,压痛。

三、辅助检查

(1)实验室检查:宫颈黏液脓性分泌物,或阴道分泌物0.9%氯化钠溶液湿片中见到大量白细胞;红细胞沉降率升高;血C反应蛋白升高;宫颈分泌物培养或革兰染色涂片淋病奈瑟菌阳性或沙眼衣原体阳性。

(2)阴道超声检查:显示输卵管增粗,输卵管积液,伴或不伴有盆腔积液、输卵管肿块、卵巢肿块。

(3)腹腔镜检查:输卵管表面明显充血;输卵管壁水肿;输卵管伞端或浆膜面有脓性渗透物。

(4)子宫内膜活组织检查证实子宫内膜炎。

四、治疗

(1)急性盆腔炎:主要为及时足量的抗生素药物治疗,必要时手术治疗。

(2)盆腔炎性疾病后遗症:多采用综合性治疗方案控制炎症,同时注意增强身体抵抗力,缓解症状。

五、护理评估

(一)健康史

(1)了解既往疾病史、用药史、月经史及药物过敏史。

(2)了解流产、分娩的时间、经过及处理。

(3)了解本次患病的起病时间、症状、疼痛性质、部位、有无全身症状。

(二)心理、社会评估

(1)对健康问题的感受:是否因无明显症状或症状轻,而不重视致延误治疗。

(2)对疾病的反应:是否由于慢性疾病过程长,患者思想压力大而产生焦虑、烦躁情绪。若病情严重,则担心预后,患者往往有恐惧、无助感。

(3)家庭、社会及经济状况:是否存在因炎症反复发作,严重影响女性生殖健康甚至导致不孕,而增加家庭与社会经济负担。

六、护理措施

(一)一般护理

病房整洁、安静,保持床单位清洁、舒适,注意室内空气流通,避免交叉感染;测量生命体征,定期巡视病房,细致观察病情变化及治疗反应等,发现异常及时报告医师,做好护理记录和书面交班,危重患者床边交班。

(二)症状护理

(1)分泌物增多,同阴道炎护理。

(2)支持疗法:卧床休息,取半卧位,有利于脓液积聚于直肠子宫陷凹,使炎症局限;给高热量、高蛋白、高维生素饮食或半流质饮食,及时补充丢失的液体;对出现高热的患者,采取物理降温,出汗时及时更衣,保持身体清洁舒服;若患者腹胀严重,应行胃肠减压。

(3)症状观察:密切监测生命体征,测体温、脉搏、呼吸、血压,每 4 小时 1 次;物理降温后 30 分钟测体温,以观察降温效果。若患者突然出现腹痛加剧,寒战、高热、恶心、呕吐、腹胀,应立即报告医师,同时做好剖腹探查的准备。

(三)用药护理

1.门诊治疗

指导患者遵医嘱用药,了解用药方案并告知注意事项。

(1)常用方案:头孢西丁钠 2 g,单次肌内注射,同时口服丙磺舒 1 g,然后改为多西环素 100 mg,每天 2 次,连服 14 天,可同时加服甲硝唑 400 mg,每天 2~3 次,连服 14 天;或选用其他第三代头孢菌素与多西环素、甲硝唑合用。

2.住院治疗

严格遵医嘱用药,了解用药方案并密切观察用药反应。

(1)头孢霉素类或头孢菌素类药物:头孢西丁钠 2 g,静脉滴注,每 6 小时 1 次。头孢替坦二钠 2 g,静脉滴注,每 12 小时 1 次。加多西环素 100 mg,每 12 小时 1 次,静脉输注或口服。对不能耐受多西环素者,可用阿奇霉素替代,每次 500 mg,每天 1 次,连用 3 天。对输卵管卵巢脓肿患者,可加用克林霉素或甲硝唑。

(2)克林霉素与氨基糖苷类药物联合方案:克林霉素 900 mg,每 8 小时 1 次,静脉滴注;庆大霉素先给予负荷量(2 mg/kg),然后予维持量(1.5 mg/kg),每 8 小时 1 次,静脉滴注;临床症状、体征改善后继续静脉应用 24~48 小时,克林霉素改口服,每次 450 mg,1 天 4 次,连用 14 天;或多西环素 100 mg,每 12 小时 1 次,连续用药 14 天。

3.观察药物疗效

若用药后 48~72 小时,体温持续不降,患者症状加重,应及时报告医师处理。

4.中药治疗

中药主要为活血化瘀、清热解毒的药物。可遵医嘱指导服中药或用中药外敷腹部,若需进行中药保留灌肠,按保留灌肠操作规程完成。

(四)手术护理

1.了解手术指征

(1)药物治疗无效:经药物治疗 48～72 小时,体温持续不降,患者中毒症状加重或包块增大者。

(2)脓肿持续存在:经药物治疗病情好转,继续控制炎症数天(2～3 周),包块仍未消失但已局限化。

(3)脓肿破裂:突然腹痛加剧,寒战、高热、恶心、呕吐、腹胀,检查腹部拒按或有中毒性休克表现。

2.术前准备

(1)饮食护理:外阴、阴道手术及恶性肿瘤手术或可能涉及肠道的手术,术前3天进无渣半流质饮食,术前一天进流质饮食,手术前8小时禁食,术前 4 小时禁饮。

(2)皮肤准备:腹部手术备皮范围是上起剑突水平,两侧至腋中线,下至大腿内上侧 1/3 及会阴部。阴道手术上起耻骨联合上 10 cm,两侧至腋中线,下至外阴部、肛门周围、臀部及大腿内侧上 1/3。腹腔镜手术患者重点做好脐周清洁,清除脐窝污垢。

(3)肠道准备:清洁肠道应遵医嘱于术前 3 天、术前一天、手术当日灌肠或清洁灌肠,也可以口服缓泻剂代替多次灌肠。

(4)阴道准备:遵医嘱术前 1 天或 3 天行阴道冲洗或擦洗,每天 1～2 次。

3.术后护理

(1)床边交班:术毕返回病房,责任护士向手术室护士及麻醉师详细了解术中情况,包括麻醉类型、手术范围、术中出血量、尿量、用药情况、有无特殊注意事项等。及时为患者测量血压、脉搏、呼吸;观察患者神志;检查输液、腹部伤口、引流管、背部麻醉管、镇痛泵、阴道流血情况等,认真做好床边交班并详细记录。

(2)术后体位:术后回病房根据麻醉方式决定体位,硬膜外麻醉者去枕平卧6～8 小时,全麻患者未清醒时应去枕平卧,头偏向一侧。然后根据不同手术指导患者采取不同体位,如外阴癌根治术应采取平卧位,腹部手术可采取半卧位。

(3)监测生命体征:通常术后每 15～30 分钟测量 1 次脉搏、呼吸、血压。观察患者神经精神状态,4～6 小时平稳后可根据手术大小及病情改为每 4 小时1 次或遵医嘱监测并记录。

(4)饮食护理:术后 6 小时禁食禁饮,根据病情遵医嘱开始进食流质,然后半流质饮食,最后过渡到普食。

(5)伤口护理:观察伤口有无渗血、渗液或敷料脱落情况,有无阴道流血,发现异常应报告医师及时处理。

(6)导尿管护理:保持导尿管通畅,观察并记录尿量、颜色、性质,手术当日每小时尿量应不少于 100 mL,至少 50 mL 以上,如有异常,及时通知医师。根据手术范围及病情术后留置尿管 1~14 天,保持会阴清洁,每天 2 次会阴擦洗,防止发生泌尿系统感染,尿管拔除后 4~6 小时应督促并协助患者自行排尿,以免发生尿潴留。

(7)引流管护理:包括盆、腹腔引流管,可经腹部或阴道放置,合理固定引流管,注意保持引流管通畅,避免扭曲、受压及脱落,注意观察引流液的颜色、性状及量并做好记录。一般 24 小时内引流液不超过 200 mL,性状应为淡血性或浆液性,引流量逐渐减少,根据引流量,一般留置 24~48 小时,引流量<10 mL 便可拔除。拔管后,注意观察置管伤口的愈合情况。

(8)活动指导:鼓励尽早下床活动,暂时不能下床的患者需勤翻身、四肢适当活动,可以改善胃肠功能,预防或减轻腹胀。协助并教会患者做踝足运动,预防静脉血栓的发生。术后第 1 次下床的患者起床需缓慢,有护士或家属陪护,防止因直立性低血压引起晕厥。

(9)疼痛护理:伤口疼痛,通常术后 24 小时内最为明显,可以更换体位减轻伤口张力,遵医嘱给予止痛药;腹腔镜手术术后 1~2 天因二氧化碳气腹原因可引起双肋部及肩部疼痛,即串气痛,多可自行缓解,适当活动四肢可减轻症状,必要时使用镇痛剂。

(五)心理护理

(1)关心患者,倾听患者诉说,鼓励患者表达内心感受,通过与患者进行交流,建立良好的护患关系,尽可能满足患者的合理需求。

(2)加强疾病知识宣传,解除患者思想顾虑,增加其对治疗的信心。

(3)与家属沟通,指导家属关心患者,与患者及家属共同探讨适合个人的治疗方案,取得家人的理解和帮助,减轻患者心理压力。

七、健康指导

(1)向患者讲解盆腔炎性疾病的疾病知识,告知及时就诊和规范治疗的重要性。

（2）个人卫生指导：保持会阴清洁做好经期、孕期及产褥期的卫生宣传。

（3）性生活指导及性伴侣治疗：注意性生活卫生，月经期禁止性交。

（4）饮食生活指导：给高热量、高蛋白、高维生素饮食，增加营养，积极锻炼身体，注意劳逸结合，不断提高机体抵抗力。

（5）随访指导：对于抗生素治疗的患者，应在72小时内随诊，明确有无体温下降、反跳痛减轻等临床症状改善。若无改善，需做进一步检查。对沙眼衣原体以及淋病奈瑟菌感染者，可在治疗后4～6周复查病原体。

第二节　功能失调性子宫出血

功能失调性子宫出血（dysfunctional uterine bleeding，DUB）简称功血，是指由于生殖内分泌轴功能紊乱造成的异常子宫出血。功血分为无排卵性和排卵性两大类，分别称为无排卵性功能失调性子宫出血和排卵性月经失调。功血是一种常见的妇科疾病，可发生于月经初潮到绝经期的任何年龄。其中无排卵性功血约为85‰。

一、病因及发病机制

（一）无排卵性功能失调性子宫出血

当机体受内部和外界各种因素影响时，可通过大脑皮层和中枢神经系统引起下丘脑-垂体-卵巢轴功能调节或靶细胞效应异常而导致月经失调。①青春期功血：由于下丘脑-垂体-卵巢轴调节功能尚未健全而发生；②绝经过渡期功血：由于卵巢功能不断衰退，卵巢对垂体促性腺激素的反应低下，卵泡发育受阻而不能排卵；③各种原因引起的无排卵均可导致子宫内膜受单一雌激素刺激且无孕酮对抗而发生雌激素突破性出血或撤退性出血；④与子宫内膜出血自限机制缺陷有关。

（二）排卵性月经失调

因子宫内膜纤溶酶活性过高或前列腺素血管舒缩因子分泌比例失调，或因为分泌期子宫内膜雌激素受体（ER）、孕激素受体（PR）高于正常致月经过多；因黄体功能异常或排卵前后激素水平波动致月经周期间出血。

二、临床表现

(一)症状

子宫不规则出血及贫血。特点是月经周期紊乱、经期长短不一、经量不定甚至大出血。根据出血特点分为几种类型。①月经过多:周期规则,但经量过多(>80 mL)或经期延长(>7 天);②子宫不规则出血过多:周期不规则,经期延长,经量过多;③月经过频:月经频发,正常周期缩短,<21 天。

(二)体征

肥胖或消瘦;体格检查常有贫血、甲减、甲亢、多囊卵巢综合征及出血性疾病的阳性体征;妇科检查见出血来自宫颈管内。

三、辅助检查

(一)实验室检查

全血细胞计数确定有无贫血及血小板数量减少;凝血功能检查,包括凝血酶原时间、部分促凝血酶原时间、血小板计数、出凝血时间等,排除凝血和出血功能障碍性疾病;尿妊娠试验或血 HCG 检测,排除妊娠及妊娠相关性疾病;血清性激素测定,适时测定孕酮水平,以确定有无排卵及黄体功能。

(二)盆腔 B 型超声检查

了解子宫内膜的厚度及回声,以明确有无宫腔占位性病变及其他生殖道器质性疾病。

(三)基础体温测定(BBT)

不仅有助于判断有无排卵,还可提示黄体功能不足(体温升高天数≤11 天)、子宫内膜不规则脱落(高相期体温下降缓慢伴经期出血)。当基础体温呈双相,月经间期出现不规则出血时,可了解出血是否在卵泡期、排卵期或黄体期。基础体温呈单相型,提示无排卵。

(四)诊断性刮宫

目的是止血和明确子宫内膜病理学诊断。

(五)子宫内膜活组织检查

判断子宫内膜增生类型,排除子宫内膜器质性病变。

(六)宫腔镜检查

在宫腔镜直视下,直接观察子宫内膜情况,选择病变区进行活检,可诊断各种宫腔内病变。

四、治疗

功血的一线治疗是药物治疗。青春期及生育年龄无排卵性功血患者以止血、调整周期、促排卵为主;绝经过渡期患者以止血、调整周期、减少经量、防止子宫内膜病变为原则。

五、护理评估

(一)健康史

(1)一般资料:年龄、月经史(包括月经周期、经期及经量变化、有无痛经等)、婚育史,若为育龄女性应询问避孕措施。

(2)既往疾病史:全身及生殖系统相关疾病,如肝脏疾病、血液病、高血压、代谢性疾病等。

(3)特殊治疗史:是否使用过激素类药物。

(4)现病史:详细了解本次异常子宫出血的类型、发病时间、病程经过、流血前有无停经史及以往治疗经过。

(二)身体状况

(1)体质情况:营养失调、代谢紊乱致肥胖或消瘦。

(2)精神行为:精神紧张、情绪打击、过度劳累、酗酒及环境改变等引起神经内分泌调节功能紊乱。

(3)全身或生殖系统疾病:肝病、血液病、糖尿病、甲状腺功能亢进或减退、贫血、多囊卵巢综合征等。

(4)遗传与发育问题:淋巴结、甲状腺、乳房、卵巢发育不良。

(5)药物影响:服用干扰排卵的药物或抗凝药物。

(三)心理、社会评估

(1)对健康问题的感受:是否存在因害羞或其他顾虑而不及时就诊。

(2)对疾病的反应:担心疾病严重程度,疑有肿瘤而焦虑、不安、恐惧。

(3)家庭、社会及经济状况:随着病程延长并发感染或止血效果不佳,大量出血更容易产生恐惧和焦虑,影响身心健康和工作学习。

六、护理措施

(一)一般护理

见本章第一节相关内容。

（二）症状护理

1.贫血

患者需要保证充足的睡眠和休息,避免过度疲劳和剧烈运动,出血量较多者应卧床休息,加强营养,补充铁剂,严重者需输血。

2.子宫出血

监测生命体征变化,一旦出现出冷汗、发绀、少尿等休克表现,立即让患者取平卧位、吸氧、保暖,迅速建立静脉通道,做好输血前准备(抽血送化验室进行交叉配血);遵医嘱输血、输液,控制好输注速度;尽快做好手术止血准备,如刮宫前消毒及手术器械准备;嘱患者出血期间注意休息,保留会阴垫以便准确估计出血量,保持会阴部清洁、干燥,预防感染。

（三）用药护理

（1）根据功血的类别、患者的情况及出血的特点,遵医嘱正确使用药物。

雌孕激素联合用药:常用第三代口服避孕药,如去氧孕烯炔雌醇片、复方孕二烯酮片或炔雌醇环丙孕酮片,每次 1～2 片,每 8～12 小时 1 次,血止 3 天后逐渐减量至每天 1 片,维持至 21 天周期结束。止血效果优于单一用药。若用于调整月经周期,则从撤药性出血第 5 天开始,每天 1 片,连用 21 天,1 周为撤药性出血间隔,连续 3 个周期为一疗程,病情反复者,酌情延至 6 个周期。

单纯雌激素:应用大量雌激素可迅速促进子宫内膜生长,短期内修复创面而止血,适用于急性大量出血时。常用药物有苯甲酸雌二醇、结合雌激素(针剂)。苯甲酸雌二醇:初剂量 3～4 mg/d,分 2～3 次肌内注射。若出血明显减少,则维持;若出血未见减少,则加量。结合雌激素(针剂):25 mg 静脉注射,可 4～6 小时重复 1 次,一般用药 2～3 次,次天应给予口服结合雌激素(片剂)3.75～7.5 mg/d,并按每 3 天减量 1/3 逐渐减量。

单纯孕激素:也称"子宫内膜脱落法"或"药物刮宫",停药后短期内即有撤退性出血。适用于体内已有一定雌激素水平、血红蛋白水平＞80 g/L、生命体征稳定的患者。合成孕激素分两类,常用 17α-羟孕酮衍生物(甲羟孕酮、甲地孕酮)和19-去甲基睾酮衍生物(炔诺酮等)。以炔诺酮为例,首剂量 5 mg,每 8 小时 1 次,2～3 天止血后每隔 3 天递减 1/3 量,直至维持量每天 2.5～5.0 mg,持续用至血止后 21 天停药,停药后 3～7 天发生撤药性出血。也可用左炔诺酮 1.5～2.25 mg/d,血止后按同样原则减量。

雌孕激素序贯疗法:又称人工周期,即模拟自然月经周期中卵巢的内分泌化,序贯应用雌、孕激素,使子宫内膜发生相应变化,引起周期性脱落。适用于青春期生育年龄功血内源性雌激素水平较低患者。应于性激素止血后调整月经周期。从撤药性出血第 5 天开始,生理替代全量为妊马雌酮 1.25 mg 或戊酸雌二醇 2 mg,口服,每晚 1 次,连用 21 天,于服药的第 11 天起加用醋酸甲羟孕酮,每天 10 mg,连用 10 天。连续 3 个周期为一疗程。若正常月经仍未建立,应重复上述序贯疗法。

促排卵药物:功血患者经上述周期调整药物治疗几个疗程后,部分患者可恢复自发排卵。青春期一般不提倡使用促排卵药,有生育要求的无排卵不孕患者,可针对病因采取促排卵。常用药物有氯米芬(CC)、人绒毛膜促性腺激素(HCG)、人绝经期促性腺激素(HMG)、促性腺激素释放激素(GnRH)。

辅助治疗:氨甲环酸 1 g,2～3 次/天,或酚磺乙胺、维生素 K;丙酸睾酮,对抗雌激素;补充凝血因子,矫正凝血功能;给予铁剂或叶酸,矫正贫血;应用抗生素,预防感染。

(2)用药观察:用药期间应仔细观察患者阴道流血情况,判断用药效果。

(四)手术护理

1.了解手术指征

(1)诊断性刮宫术:适用于病程长的已婚育龄期女性或围绝经期女性,未婚者不宜选用;急性大出血或存在子宫内膜癌高危因素的功血患者。

(2)子宫内膜切除术:适用于经量多的绝经过渡期功血和经激素治疗无效且有生育要求的生育期功血。

(3)子宫切除术:药物治疗效果不佳,在了解所有治疗功血可行方法后,患者和家属知情选择,接受子宫切除。

2.术前准备及术后护理

详见本章第一节相关内容。

(五)心理护理

(1)鼓励患者表达内心感受,耐心倾听,针对性解释疾病与健康的问题。

(2)及时提供更多疾病相关信息,使患者摆脱焦虑,树立信心;使用放松技术,如看电视、听音乐等分散注意力,调整情绪。

(3)与家属沟通,让其多关心患者,尤其对不孕患者,更要鼓励患者放松思想,减轻精神压力,提供心理支持。

七、健康指导

(1)向患者讲解"功血"的病因、治疗方法及效果,告知及时就诊和规范治疗的重要性。

(2)用药指导:对应用性激素药物的患者,告知服药期间不得漏服及随意停药,否则会出现不规则出血,影响治疗效果。

(3)性生活指导:告知患者在出血期间要避免性生活。

(4)饮食指导:指导患者加强营养,按照患者的饮食习惯,制订适合于个人的饮食计划,推荐含铁较多的食物如猪肝、豆角、蛋黄、胡萝卜、葡萄干等,保证患者获得足够的营养。

(5)随访指导:对应用人工周期及雌孕激素合并应用调整月经周期的患者,应教会其服药的方法及注意事项,有条件可进行追踪随访,告知患者,若服药期间出现不规则阴道流血应及时就诊。

第三节　多囊卵巢综合征

多囊卵巢综合征(polycystic ovarian syndrome,PCOS)是最常见的妇科内分泌疾病之一。以雄激素过高的临床或生化表现、持续无排卵、卵巢多囊改变为特征,常伴有胰岛素抵抗和肥胖。

一、发病机制

发病机制可能涉及下丘脑-垂体-卵巢轴调节功能异常;胰岛素抵抗和高胰岛素血症;肾上腺内分泌功能异常。

二、临床表现

(1)症状:①月经失调;②不孕。

(2)体征:①多毛、痤疮;②肥胖;③黑棘皮病。

三、辅助检查

(1)基础体温测定:表现为单相型基础体温曲线。

(2)B超检查:卵巢增大,一侧或两侧卵巢多囊改变。连续监测未见主导卵泡发育及排卵迹象。

（3）诊断性刮宫：应选在月经前数天或月经来潮 6 小时内进行，刮出的子宫内膜呈不同程度增殖改变，无分泌期改变。

（4）腹腔镜检查：见卵巢增大，包膜增厚，表面光滑，呈灰白色，有新生血管。包膜下显露多个卵泡，无排卵征象，无排卵孔，无血体，无黄体。

（5）内分泌测定：雄激素水平高、雌激素改变、促性腺素变化、胰岛素抵抗、血清催乳素水平升高，腹部肥胖者应检测空腹血糖及口服葡萄糖耐量试验，还应检测空腹胰岛素及葡萄糖负荷后血清胰岛素。

四、治疗

以调整月经周期、降低血雄激素水平、改善胰岛素抵抗以及有生育要求者促排卵为主，兼以调整生活方式，控制体重。

五、护理评估

（一）健康史

详细询问患者月经史，包括初潮年龄、月经周期、经期、经量等情况，询问患者及其家族的既往疾病史，了解患者生育史、血压、体重、饮食、运动状况等。

（二）心理、社会评估

（1）多毛、痤疮等高雄激素的临床表现和肥胖，可能导致自我形象紊乱和自尊低下。

（2）不孕患者担心家人不理解，影响家庭关系。

六、护理措施

（一）一般护理

见本章第一节相关内容。

（二）症状护理

（1）月经失调者需定期合理应用药物调整月经周期。

（2）肥胖者应控制饮食和增加运动以降低体重、缩小腰围，可增加胰岛素敏感性，降低胰岛素、睾酮水平，从而恢复排卵及生育功能。

（三）用药护理

遵医嘱合理正确使用药物。

1.调整月经周期

（1）避孕药：雌孕激素联合周期疗法，常用口服短效避孕药，周期性服用，疗程一般为 3～6 个月,可重复使用,能有效抑制毛发生长和治疗痤疮。口服避孕药不宜用于有血栓性疾病、心脑血管疾病及 40 岁以上吸烟的女性。青春期女孩应用口服避孕药前,应做好充分的知情同意。服药初期可能出现食欲缺乏、恶心、呕吐、乏力、头晕、乳房胀痛等反应,一般不需特殊处理。

(2)孕激素:后半周期疗法,适用于无严重高雄激素症状和代谢紊乱的患者。于月经周期后半期(第 16～25 天)口服地屈孕酮片 10 mg,每天 1 次,共 10 天,或肌内注射孕酮 20 mg,每天 1 次,共 5 天。

2.降低血雄激素水平

(1)复方醋酸环丙孕酮:高雄激素血症治疗首选药物。从自然月经或撤退出血第 1～5 天服用,每天 1 片,连续服用 21 天。停药约 5 天开始撤退性出血,撤退出血第 1～5 天重新开始用药,至少 3～6 个月。告知患者停药后高雄激素症状将恢复。

(2)糖皮质激素:适用于雄激素过多为肾上腺来源或肾上腺和卵巢混合来源者,常用药物为地塞米松,每晚 0.25 mg 口服,剂量不宜超过每天 0.5 mg,以免过度抑制垂体-肾上腺轴功能。

3.改善胰岛素抵抗

可采用二甲双胍,常用剂量为每次口服 500 mg,每天 2～3 次,3～6 个月复诊,了解月经和排卵情况,复查血胰岛素。二甲双胍常见不良反应是胃肠道反应,餐中用药可减轻反应。严重的不良反应是可能发生肾功能损害和乳酸性酸中毒,需定期复查肾功能。

4.诱发排卵

氯米芬为一线促排卵药物,从自然月经或撤退出血第 1～5 天开始口服,每天 1 次,每次 50 mg,共 5 天。如无排卵,遵医嘱可增加剂量。氯米芬抵抗患者可给予二线促排卵药物,如促性腺激素等。诱发排卵时易发生卵巢过度刺激综合征,需严密监测。

(四)手术护理

(1)手术指征:严重的多囊卵巢综合征患者及对促排卵治疗无效者需行手术治疗。

(2)手术方式:腹腔镜下卵巢打孔术或卵巢楔形切除术。

(3)术前准备及术后护理:见本章第一节相关内容。

(五)心理护理

(1)告知患者坚持治疗的重要性,多毛、痤疮、肥胖等症状会逐步缓解或消除,纠正自我形象紊乱,增强自尊心。

(2)告知患者通过规范治疗,有可能受孕,同时和家属沟通,希望家人给予患者理解和鼓励,保持家庭关系和睦。

七、健康指导

(1)为患者讲解疾病知识以及生活方式的调整对疾病的影响,无论是否有生育要求,均应控制饮食、加强身体锻炼,控制体重;戒烟戒酒,避免抽烟喝酒影响自身内分泌。

(2)指导患者饮食应以低脂高蛋白为主,少食用动物脂肪,鼓励食用新鲜低糖水果、蔬菜和粗粮,避免辛辣刺激的食物。

(3)说明遵医嘱合理用药的重要性,详细讲解药物的作用、不良反应及具体用药方法。

(4)多囊卵巢综合征常发病于青春期和生育期,以无排卵、不孕和肥胖、多毛等临床表现为主;中老年则出现因长期代谢障碍导致高血压、糖尿病、心血管疾病等,还可能增加子宫内膜癌、乳腺癌的发病率,因此要指导患者坚持长期正规的治疗,以减少远期并发症的发生。

第四节 闭 经

闭经为常见妇科症状,表现为无月经或月经停止。根据既往有无月经来潮,分为原发性闭经和继发性闭经两类。

一、发病机制

正常月经的建立和维持有赖于下丘脑-垂体-卵巢轴的神经内分泌调节,以及靶器官子宫内膜对性激素的周期性反应,其中任何一个环节发生障碍就会出现月经失调,甚至导致闭经。

二、临床表现

(一)症状

本病主要表现为无月经或月经停止,同时出现与疾病相关的症状。①阴道横隔或无孔处女膜患者可出现周期性下腹痛;②嗅觉缺失综合征患者可伴有嗅觉减退或丧失;③卵巢功能早衰有过早绝经并伴有绝经综合征症状。

（二）体征

检查发现与疾病相关体征:①嗅觉缺失综合征患者其内外生殖器均发育异常(两性畸形等);②多囊卵巢综合征患者有毛发分布异常或多毛、肥胖、双侧卵巢增大;③特纳综合征患者有身体发育异常(身高、体重、四肢与躯干的比例失调)、第二性征缺失、卵巢不发育;④希恩综合征患者有生殖器官萎缩、阴毛稀少等;⑤先天生殖道发育异常可见处女膜闭锁或阴道横隔。

三、辅助检查

（一）功能试验

药物撤退试验,用于评估体内雌激素水平及闭经程度,有孕激素试验、雌激素序贯试验、垂体兴奋试验(又称 GnRH 刺激试验)。

（二）激素测定

血类固醇激素测定;催乳素及垂体促性腺激素测定;肥胖、多毛、痤疮患者还应行胰岛素、雄激素测定,口服葡萄糖耐量试验(OGTT)、胰岛素释放试验等。

（三）影像学检查

盆腔超声检查,观察盆腔有无子宫,子宫形态、大小及内膜厚度,卵巢大小、形态、卵泡数目;子宫输卵管造影,了解有无宫腔病变和宫腔粘连;CT 磁共振成像(MRI),用于盆腔及头部蝶鞍区检查;静脉肾盂造影,怀疑米勒管发育不全综合征时,用以确定有无肾脏畸形。

（四）宫腔镜检查

精确判断宫腔有无粘连。

（五）腹腔镜检查

直视下观察卵巢形态、子宫大小,对诊断多囊卵巢综合征等有价值。

（六）染色体检查

对鉴别性腺发育不全病因及指导临床处理有重要意义。

（七）其他检查

如靶器官反应检查,包括基础体温测定、子宫内膜取样等。

四、治疗

针对病变环节及病因,分别采取全身治疗、药物治疗及手术治疗。

五、护理评估

(一)健康史

(1)详细询问月经史,包括初潮年龄、月经周期、经期、经量和闭经期限及伴随症状等。

(2)了解发病诱因,如精神因素、环境改变、体重增减、饮食习惯、剧烈运动、各种疾病及用药情况、职业和学习成绩等。

(3)已婚女性需询问生育史及产后并发症史。

(4)原发性闭经应询问第二性征发育情况,了解生长发育史,有无先天性缺陷或其他疾病及家族史。

(二)心理、社会评估

(1)对健康问题的感受:闭经患者的自我概念会有较大影响,担心闭经对自己的健康、性生活和生育能力有影响。

(2)对疾病的反应:突然或长期精神压抑、紧张、忧郁、环境改变、过度劳累、情感变化、寒冷等,引发精神应激;饮食习惯改变、内在情感剧烈矛盾或为保持体形强迫节食、超负荷剧烈运动等致神经性厌食和体脂下降(1 年内体重下降达 $10\%\sim15\%$ 或体脂丢失 30% 将出现闭经)。

(3)家庭、社会及经济状况:病程延长及反复治疗效果不佳时,会加重患者和家属的心理压力,加重闭经。

六、护理措施

(一)一般护理

见本章第一节相关内容。

(二)症状护理

指导患者积极治疗全身性疾病,供给足够营养,增强机体体质,保持标准体重。运动性闭经者,应适当减少运动量;应激或精神因素所致闭经者,应进行耐心的心理治疗,消除紧张和焦虑;肿瘤、多囊卵巢综合征引起的闭经,应进行特异性治疗。

(三)用药护理

(1)根据闭经的类别,遵医嘱正确使用激素治疗,给予相应的激素以补充体内的不足或拮抗其过多。

(2)激素应用方案、常用药物及作用如下。①性激素补充治疗：雌激素补充治疗，促进第二性征发育，适用于无子宫者，常用药物有妊马雌酮 0.625 mg/d 或微粒化 17β-雌二醇 1 mg/d，连服 21 天，停药 1 周后重复给药；雌、孕激素人工周期疗法，适用于有子宫者，上述药物连服 21 天，最后 10 天同时给服醋酸甲羟孕酮 6～10 mg/d；孕激素疗法，适用于体内有一定的雌激素水平的 I 度闭经患者，可于月经周期后半期或撤退性出血第 16～25 天口服醋酸甲羟孕酮 6～10 mg/d，共 10 天。②促排卵治疗：适用于有生育要求的患者。常用药物有氯米芬和促性腺激素类。促性腺激素包括尿促性腺激素(HMG)、卵泡刺激素(FSH)、绒促性素(HCG)、促性腺激素释放激素(GnRH)。用药方法：氯米芬，50～100 mg/d，从月经的第 5 天开始，连用 5 天。HMG(内含 FSH 和 LH 各 75 U)或 FSH 每天 75～150 U，于撤药性出血第 3～5 天开始，卵巢无反应，每隔 7～14 天增加半支(37.5 U)，直到 B 超下见优势卵泡，最大剂量为 225 U/d，待优势卵泡达到成熟标准时，再使用 HCG 5000～10 000 U 促排卵；GnRH 用脉冲皮下注射或静脉给药。③恢复排卵：通过与垂体多巴胺受体结合，直接抑制垂体 PRL 的分泌，常用药物溴隐亭。单纯高 PRL 血症患者，每天 2.5～5 mg，一般在服药的第 5～6 周能使月经恢复；垂体催乳素瘤患者，每天 5～7.5 mg，敏感者在服药 3 个月后肿瘤明显缩小。④其他激素治疗：肾上腺皮质激素，适用于先天性肾上腺皮质增生所致闭经；甲状腺素，适用于甲状腺功能减退引起的闭经。

(3)用药观察：用药期间应仔细观察用药效果及不良反应。氯米芬的不良反应主要有黄体功能不足、对宫颈黏液的抗雌激素影响、黄素化未破裂卵泡综合征及卵质量欠佳；促性腺激素的并发症为多胎妊娠和卵巢过度刺激征。

(四)手术治疗的护理

1.了解手术指征及目的

(1)生殖器畸形：如处女膜闭锁、阴道横隔或阴道闭锁，均可通过手术切开，使经血流畅。宫颈发育不良若无法手术矫正，则应行子宫切除术。

(2)Asherman 综合征：多采用宫腔镜下分离粘连，随后加大剂量雌激素和放置宫腔内支撑。宫腔狭窄和粘连可通过宫腔扩张治疗。

(3)肿瘤：卵巢肿瘤一经确诊，应手术治疗；垂体肿瘤患者，应根据肿瘤部位、大小及性质确定治疗方案；对于催乳素瘤，常采用药物治疗，手术多用于药物治疗无效或巨腺瘤产生压迫症状者。其他中枢神经系统肿瘤，多采用手术和(或)放疗。含 Y 染色体的高促性腺激素闭经者，性腺易发生肿瘤，应手术治疗。

2.术前准备及术后护理

详见本章第一节相关内容。

(五)心理护理

(1)鼓励患者说出自己的感受及对疾病的看法,解释疾病与健康的问题,并随时帮助患者澄清错误观念,客观地评价自己。

(2)加强疾病知识宣传,仔细耐心解说病情,消除心理压力,配合治疗。

(3)与患者及其家属沟通。因引起闭经原因较多,闭经诊断周期长,需逐一检查以明确诊断,因此要让患者耐心地按时按规定接受有关检查,取得正确检查结果,获得满意的治疗效果。让家属多关心、支持患者。

七、健康指导

(1)告知及时就诊和规范治疗的重要性。

(2)个人卫生指导:在接受治疗期间和阴道有流血时,避免性生活。

(3)用药指导:向患者讲解性激素治疗的作用,具体用药方法、剂量及不良反应,帮助患者了解药物的撤退性出血,指导患者严格按医嘱准时服药,不能随意增量、减量或停药。

(4)饮食指导:加强身体锻炼,参与力所能及的社会活动,合理摄取营养,增强体质,保持标准体重。

(5)随访指导:告知患者使用性激素后的不良反应,出现异常,立即随诊。

第五节　子宫脱垂

子宫从正常位置沿阴道下降,宫颈外口达坐骨棘水平以下,甚至子宫全部脱出阴道口以外,称为子宫脱垂,常伴有阴道前后壁膨出。

一、发病机制

妊娠、分娩,尤其是阴道助产,可能会使支持子宫的筋膜、韧带和盆底肌肉受到过度牵拉,张力降低甚至撕裂。如产后过早从事重体力劳动,未复旧的子宫可有不同程度的下移。多次分娩可增加盆底组织受损。此外,长期腹压增加、盆底组织发育不良或绝经后出现的支持结构萎缩以及医源性原因造成的盆腔支持结构的缺损都可能引起子宫脱垂。

二、临床表现

(一)症状

了解患者是否有下腹坠胀、腰痛症状,是否有排便、排尿困难,尿路感染;是否有阴道肿物脱出;是否当腹内压增加时症状加重,经卧床休息后症状减轻。

(二)体征

妇科检查时嘱患者屏气,增加腹压可见子宫、阴道前后壁脱出伴有膀胱、直肠膨出。长期暴露的子宫可见宫颈及阴道壁溃疡。

三、治疗

除非合并张力性尿失禁,无症状者不需要治疗,有症状者采取保守治疗或手术治疗,治疗方案应个体化,治疗以安全简单和有效为原则。

四、护理评估

(一)健康史

详细询问患者年龄、月经史、婚育史,注意了解有无产程过长、阴道助产及盆底组织撕裂等病史,同时了解产褥期是否进行重体力劳动。评估有无慢性咳嗽、便秘等;评估患者是否存在营养不良或先天性盆底组织发育不良;评估患者是否伴有其他器官的下垂。

(二)心理、社会评估

评估患者对子宫脱垂的感受及治疗的认知;是否因疾病造成烦躁情绪。了解患者的性生活状况及夫妻关系;了解患者的人际关系;了解患者的经济水平等。

五、护理措施

(一)一般护理

见本章第一节的相关内容。另需指导患者避免重体力劳动,经常保持排便通畅,并治疗如慢性咳嗽、便秘等导致长期腹压增加的疾病。

(二)症状护理

(1)下腹部坠胀及腰痛患者:指导患者卧床休息,加强盆底肌肉锻炼(KEGEL锻炼)。方法:用力收缩肛门3秒以上后放松,如此反复,每天2~3次,每次 10～15 分钟或 150～200 次/天。锻炼时应注意放松腹肌、大腿、臀部肌肉。盆底肌肉锻炼适用于所有类型患者,重度脱垂患者手术治疗同时辅以盆底肌肉锻炼治疗效果更佳;盆底肌肉锻炼治疗辅助生物反馈治疗效果更佳。

(2)重度子宫脱垂并发宫颈及阴道壁溃疡者:指导患者遵医嘱给予 1∶5 000 高锰酸钾液或 1∶5 000 呋喃西林液温水坐浴,擦干后局部涂药,保持外阴清洁干燥。

(3)重度子宫脱垂并发尿路感染、压力性尿失禁患者:指导患者多饮水以保证足够的尿量。

(三)用药护理

(1)绝经后妇女适量补充雌激素,但不建议长期使用,一般可指导局部涂含雌激素的软膏。

(2)中药补中益气汤(丸)调理,有促进盆底肌张力恢复、缓解局部症状的作用。

(3)局部溃疡应行阴道冲洗后涂抹 40% 紫草油或抗生素软膏。重度子宫脱垂伴有盆底肌肉萎缩以及宫颈、阴道壁有炎症、溃疡者不宜使用子宫托,应给予局部上药。

(四)手术护理

(1)术前护理:详见本章第一节相关内容,另需按医嘱使用抗生素软膏及局部涂雌激素软膏,并在术前 3 天行阴道冲洗每天 2 次。

(2)术后护理:详见本章第一节相关内容,另需注意患者需卧床休息 3～10 天,留置尿管 10～14 天。

(五)心理护理

(1)护士应亲切对待患者,耐心倾听其主诉。

(2)鼓励患者表达真实的内心感受,护士讲解本病治疗方法及术后的康复过程,鼓励患者参与医疗。

(3)由于长期子宫脱垂致行动不便,工作受到影响,患者烦恼,部分患者性生活受影响。护士应理解患者,帮助患者消除不必要的顾虑,协助其取得家人的理解和帮助,提供足够的支持。

六、健康指导

(1)指导患者随访:术后 2 个月门诊复查伤口情况,休息 3 个月,禁止盆浴和

<<<

性生活 3 个月,6 个月内避免重体力劳动。

(2)教会患者放取子宫托的方法:放置子宫托前嘱患者排尽大小便,洗净双手、两腿分开蹲下,一手托子宫托柄使托盘呈倾斜状进入阴道口内,向阴道顶端旋转推进,直至托盘达子宫颈,放妥后,将托柄弯度朝前,正对耻骨弓。取出子宫托时,洗净双手,手指捏住子宫托柄,上、下、左、右轻轻摇动,待子宫托松动后向后外方牵拉,子宫托即可自阴道滑出,用温水洗净子宫托,拭干后包好备用。

(3)告知患者子宫托使用的注意事项:①放置前阴道应有一定水平的雌激素作用,绝经后妇女用子宫托前 4~6 周开始使用阴道雌激素霜。②子宫托每天早上放入阴道,睡前取出消毒后备用。③保持阴道清洁,经期和妊娠期停用。④上托后分别于第 1 个月、第 3 个月、第 6 个月到医院检查 1 次,以后每 3~6 个月到医院检查 1 次。

(4)指导患者盆底肌肉锻炼的方法,一般 4~6 周为一个疗程,长期坚持效果更好。

第六节　子宫内膜异位症

子宫内膜组织(腺体和间质)出现在子宫体以外的任何部位时,称为子宫内膜异位症,简称内异症。子宫内膜异位症为良性病变,但具有类似恶性肿瘤的远处转移和种植生长能力。多发生在育龄妇女,其中 76% 在 25~45 岁。

一、发病机制

其发病机制尚未完全阐明,目前认为比较相关的有子宫内膜种植学说、体腔上皮化生学说等。

二、临床表现

(一)症状

疼痛是内异症的主要症状,典型症状为继发性痛经、进行性加重。了解下腹疼痛的部位、性质、伴随症状、与经期的关系。

(二)体征

卵巢异位囊肿较大时,妇科检查可触及与子宫粘连的肿块,破裂时可有腹膜刺激征。典型盆腔内膜异位症行双合诊检查时,可扪及触痛性结节,触痛明显。如阴道直肠受累,可在阴道后穹隆触及甚至看到突出的紫蓝色结节。

三、辅助检查

(一)影像学检查

B 型超声检查可提示内异症位置、大小和形态;盆腔 CT 和 MRI 对盆腔内异位症有诊断价值。

(二)腹腔镜检查和活组织检查

腹腔镜检查和活组织检查是目前国际公认的内异症诊断的最佳方法。只有在腹腔镜或剖腹探查直视下才能确定内异症临床分期。

(三)血清 CA125

中、重度内异症患者血清 CA125 值可能升高。

四、治疗

应根据患者年龄、症状、病变部位和范围以及对生育要求等加以选择,强调治疗个体化。症状轻或无症状的轻微病变可选择期待治疗;有生育要求的轻度患者经过全面评估判断后先给以药物治疗,重者行保留生育功能手术;年轻无生育要求的重症患者,可行保留卵巢功能手术,并辅以激素药物;症状及病变均严重的无生育要求者,考虑行根治性手术。腹腔镜手术是首选的手术方法,目前认为腹腔镜确诊、手术＋药物为内异症的金标准治疗。

五、护理评估

(一)健康史

了解患者既往病史、药物过敏史;了解患者婚育史,是否有不孕或性交痛,是否有人流史及输卵管手术史;了解患者月经史,是否有痛经,痛经发生的时间、伴随症状、痛经时是否卧床休息或使用药物镇痛;了解是否有月经过多及经期延长,经期前后有无排便坠胀感;了解是否有周期性尿频;了解腹壁瘢痕或脐部是否会出现周期性局部肿块及疼痛。

(二)心理、社会评估

了解患者对疾病的认知,是否有紧张、焦虑等表现;了解患者家庭关系;了解患者的经济水平等。

六、护理措施

(一)一般护理

见本章第一节相关内容。

(二)症状护理

1.疼痛护理

告知患者疼痛发生的原因,疼痛剧烈时可卧床休息,必要时可遵医嘱给予镇痛药物。

2.阴道流血的护理

出血明显大于既往月经量的患者,注意收集会阴垫,评估出血量。按医嘱给予止血药,必要时输血、补液、抗感染治疗,指导患者做好会阴部清洁,防止感染。

3.压迫症状的护理

当患者出现局部压迫致排尿排便不畅时,可给予导尿,以缓解尿潴留,指导患者进食富含纤维素的蔬菜,如芹菜,必要时使用缓泻剂软化粪便,缓解便秘症状。

(三)用药护理

1.口服避孕药物

口服避孕药物适用于轻度内异症患者,常用低剂量高效孕激素和炔雌醇复合制剂,用法为每天1片,连续用6～9个月,护士需观察药物疗效,观察有无恶心、呕吐等不良反应。

2.注射药物治疗

常使用GnRH-α类药物,用药频率为每4周注射1次,治疗时间3～6个月,护士需观察药物疗效,观察有无潮热、阴道干涩、性欲降低等不良反应。

3.孕激素类药物

常用孕激素类药物为甲羟孕酮、甲地孕酮或炔诺酮,30 mg/d,使用时护士需观察患者是否有恶心、轻度抑郁、水钠潴留、体重增加、不规则点滴出血等不良反应,停药数月后痛经可缓解,月经恢复。

(四)手术护理

1.术前护理

见本章第一节相关内容。

2.术后护理

见本章第一节相关内容。

(五)心理护理

(1)理解并尊重患者,耐心解答其提出的问题,缓解其压力。

(2)鼓励患者诉说内心的真实感受,讲解疾病知识,增强其治疗疾病的信心。

(3)协助其取得家人的理解和帮助,提供足够的支持系统。

七、健康指导

(1)指导患者出院后3个月到门诊复查,了解术后康复情况。

(2)子宫内膜异位灶切除及全子宫切除患者禁止性生活3个月,禁止盆浴3个月,可淋浴。

(3)指导患者遵医嘱按时服药,定期做B超检查子宫内膜异位症的治疗效果,如出现超过月经量的阴道出血、异常分泌物、下腹疼痛及时到医院就诊。

(4)指导非手术治疗患者注意饮食卫生,多进食水果、干果,月经前后,注意勿进食过热、过冷的食物。

第六章 产科护理

第一节 异位妊娠

一、概述

(一)定义

受精卵在子宫体腔以外着床称为异位妊娠,习称宫外孕,发病率约 2%,是妇科常见急腹症,是早孕阶段导致孕产妇死亡的首要原因之一。异位妊娠可发生于卵巢、腹腔、阔韧带、宫颈,但以输卵管妊娠最常见,占异位妊娠 95% 左右。输卵管妊娠的发生部位又以壶腹部最多见,其次为峡部、伞部,间质部妊娠少见。本节主要讨论输卵管妊娠。

(二)主要发病机制

精子和卵子在输卵管结合形成受精卵,某些因素可导致受精卵不能正常通过输卵管进入宫腔,受阻于输卵管,在输卵管的某一部位着床、发育,发生输卵管妊娠。

(三)治疗原则

根据患者的病情和生育要求,选择合理的治疗方法,异位妊娠的治疗包括药物治疗和手术治疗。

1.药物治疗

药物治疗适用于早期异位妊娠,要求保存生育功能的年轻患者。

2.手术治疗

适应证:①生命体征不平稳或有腹腔内出血征象者;②诊断不明确者;③异位妊娠有进展者(血 HCG>3 000 U/L,或进行性升高、有胎心搏动、附件区包块增大);④药物治疗禁忌证或无效者。

二、护理评估

(一)健康史

询问患者月经史、孕产史,准确推算停经时间;重视高危因素,如不孕症、放置宫内节育器、绝育术、辅助生殖技术后、盆腔炎、异位妊娠史等。

(二)临床表现

1.症状

典型症状为停经后腹痛与阴道流血。

(1)停经:多数患者有6～8周的停经史,但有部分患者将不规则阴道流血视为月经而主诉无停经史。

(2)腹痛:输卵管妊娠患者的主要症状。轻者常表现为一侧下腹部隐痛或酸胀感。当输卵管妊娠破裂时,患者可突感一侧下腹部撕裂性疼痛,常伴有恶心、呕吐。若血液局限于病变区,主要表现为下腹部疼痛;当血液积聚于直肠子宫陷凹时,肛门有坠胀感;随着血液流向全腹,患者表现为全腹痛,甚至放射至肩胛部及背部。

(3)阴道流血:胚胎死亡后常有不规则阴道流血,呈少量点滴状,色暗红或深褐,剥离的蜕膜管型或碎片随阴道流血排出。

(4)晕厥与休克:与输卵管妊娠破裂致大出血和疼痛有关,严重程度与腹腔内出血速度和量成正比。

2.体征

(1)一般情况:腹腔内出血多时,患者呈贫血貌,有脉搏快而细弱、心率增快、血压下降等休克症状,体温一般正常,休克时可略低,腹腔内血液吸收时可略高,但不超过38 ℃。

(2)腹部检查:下腹部压痛、反跳痛明显,患侧尤剧,但腹肌紧张较轻。出血多时,叩诊有移动性浊音,如反复出血、血液积聚,可在下腹触及软性包块。

(3)盆腔检查:子宫后方或患侧附件扪及压痛性肿块;阴道后穹隆饱满,有触痛。宫颈抬举痛或摇摆痛明显,此为输卵管妊娠破裂的重要特征。内出血多时,检查子宫有漂浮感。

(三)辅助检查

1.HCG 测定

尿或血 HCG 测定是早期诊断异位妊娠的重要方法,同时,也对异位妊娠保守治疗的效果评价具有重要意义。

2.超声诊断

超声可见子宫内膜增厚,宫腔内无妊娠囊,宫旁可见低回声区,若其内有胚芽及心管搏动,可确诊为异位妊娠。

3.阴道后穹隆穿刺

阴道后穹隆穿刺是一种简单可靠的诊断方法,适用于疑有腹腔内出血的患者。直肠子宫陷凹在盆腔中位置最低,即使腹腔内出血不多,也能经阴道后穹隆穿刺抽出。若抽出暗红色不凝血,说明腹腔内有出血。

4.腹腔镜检查

目前,腹腔镜检查被视为异位妊娠诊断的金标准,而且在确诊的情况下可起到治疗的作用,适用于早期和诊断有困难,但无腹腔大出血和休克的病例。

5.子宫内膜病理检查

阴道流血多者,应做诊断性刮宫,排除宫内妊娠,刮出物送病理检查。

(四)高危因素

1.输卵管炎症

输卵管炎症是输卵管妊娠的主要原因,包括输卵管黏膜炎和输卵管周围炎。慢性炎症可使管腔变窄、粘连,或纤毛受损等使受精卵运行受阻而在该处着床,导致输卵管妊娠。

2.输卵管发育不良或功能异常

此类因素包括输卵管过长、肌层发育不良、纤毛缺乏、输卵管痉挛或蠕动异常等。

3.辅助生殖技术

近年辅助生殖技术的应用,使输卵管妊娠发生率增加,既往少见的异位妊娠,如卵巢妊娠、宫颈妊娠、腹腔妊娠的发生率增加。

(五)心理、社会因素

(1)腹腔内急性大量出血及剧烈腹痛使患者及家属有面对死亡的威胁,表现出强烈的情绪反应,如恐惧、焦虑。

(2)因妊娠终止产生自责、失落、抑郁的心情;个别担心以后的生育能力。

三、护理措施

(一)常规护理

1.合理休息

嘱患者卧床休息,避免突然变换体位及增加腹压的动作。

2.饮食指导

鼓励患者进食营养丰富,尤其是高蛋白、富含铁的饮食,以促进血红蛋白的合成,增强患者的抵抗力。

(二)症状护理

(1)重视患者主诉,尤其注意阴道流血量与腹腔内出血量可不成正比,当阴道流血量不多时,不要误以为腹腔内出血量亦很少。

(2)严密监测患者生命体征及病情变化。如患者出现腹痛加剧、肛门坠胀感时,及时通知医生,积极配合治疗。对严重内出血并伴发休克的患者,护士应立即开放静脉,交叉配血,做好输血输液的准备,以便配合医生积极纠正休克,补充血容量,给予相应处理。

(三)用药护理

常用药物及用药观察:用药期间应仔细观察用药效果及不良反应。

甲氨蝶呤,常用剂量为 0.4 mg/(kg·d),肌内注射,5 天为一疗程。

在应用化学药物治疗期间,应用 B 超进行严密监护,检测血 HCG,并注意患者的病情变化及药物毒副作用。护理措施参见第一章第三节化疗患者的护理,治疗过程中若有严重内出血征象,或怀疑输卵管间质部妊娠或胚胎继续生长时仍应及时进行手术治疗。

(四)手术护理

手术分为保守手术和根治手术,可经腹或经腹腔镜完成。保守手术为保留输卵管,适用于有生育要求的年轻妇女。根治手术为切除输卵管,适用于无生育要求的输卵管妊娠、内出血并发休克的急症患者。对于内出血并发休克的患者,密切监测生命体征及腹痛的变化,采取抗休克治疗。给予患者平卧位,注意保暖、吸氧,迅速建立静脉输液通路,交叉配血,按医嘱输液、输血,补充血容量,并迅速做好术前准备。

(五)心理护理

(1)配合医生向患者本人及家属讲清病情及治疗方案,做好思想工作,解除其紧张和焦虑情绪。同时,让家人给予更多的关心和爱护,减少或避免不良的精神刺激和压力。

(2)帮助患者以正常的心态接受此次妊娠失败的现实,向她们讲述疾病的相关知识,减少因害怕再次发生异位妊娠而抵触妊娠产生的不良情绪,使患者能充满信心地迎接新生活。

四、健康指导

(一)宣传相关知识

输卵管妊娠患者有 10% 的再发率和 50%～60% 的不孕率,要告知有生育要求者,术后避孕 6 个月,再次妊娠时应及时就医。

(二)养成良好的卫生习惯

勤洗澡,勤更衣,性伴侣固定,防止生殖系统感染。发生盆腔炎性疾病时须彻底治疗,以免延误病情。

五、注意事项

(1)异位妊娠是妇科急腹症之一,未发生流产或破裂前,症状及体征不明显。

(2)多数患者停经 6～8 周以后出现不规则阴道流血,但有 20%～30% 患者无停经史,把异位妊娠的不规则阴道流血误认为月经,或由于月经过期仅数天而不认为是停经。

(3)异位妊娠者腹腔内出血多时有晕厥、休克等临床表现。因此,有性生活的育龄期女性,若有阴道不规则流血或下腹疼痛,都应首先排除异位妊娠的可能。

(4)尿或血 HCG 测定对早期诊断异位妊娠至关重要。腹腔镜检查是诊断的金标准。

(5)生命体征不稳定、异位妊娠破裂、妊娠囊直径大于等于 4 cm 或大于等于 3.5 cm 伴胎心搏动的患者禁忌采用药物治疗。

第二节 过 期 妊 娠

一、概述

(一)定义

平时月经周期规则,妊娠达到或超过 42 周(≥294 天)尚未分娩者,称为过期妊娠,其发生率占妊娠总数的 3%～15%。

(二)发病机制

各种原因引起的雌孕激素失调导致孕激素优势,分娩发动延迟,胎位不正、头盆不称,胎儿、子宫不能密切接触,反射性子宫收缩减少,引起过期妊娠。

(三)处理原则

妊娠 40 周以后胎盘功能逐渐下降,42 周以后明显下降,因此,在妊娠 41 周以后,即应考虑终止妊娠,尽量避免过期妊娠。应根据胎儿安危状况、胎儿大小、宫颈成熟度综合分析,选择恰当的分娩方式。

(1)促宫颈成熟:目前常用的促宫颈成熟的方法主要有 PGE_2 阴道制剂和宫颈扩张球囊。

(2)人工破膜可减少晚期足月和过期妊娠的发生。

(3)引产术:常用静脉滴注缩宫素,诱发宫缩直至临产;胎头已衔接者,通常先人工破膜,1 小时后开始滴注缩宫素引产。

(4)适当放宽剖宫产指征。

二、护理评估

(一)健康史

详细询问患者病史,准确判断预产期、妊娠周数等。

(二)症状、体征

孕期达到或超过 42 周,通过胎动、胎心率、B 超检查、雌孕激素测定、羊膜镜检查等确定胎盘功能是否正常。

(三)辅助检查

B 超检查、雌孕激素测定、羊膜镜检查;胎儿监测的方法包括 NST、CST、生物物理评分(BPP)、改良 BPP(NST+羊水测量)。尽管 41 周及以上孕周者应行胎儿监测,但采用何种方法及以何频率目前都尚无充分的资料予以确定。

(四)高危因素

高危因素包括初产妇、既往过期妊娠史、男性胎儿、孕妇肥胖。对双胞胎的研究也提示遗传倾向对晚期或过期妊娠的风险因素占 $23\%\sim30\%$。某些胎儿异常可能也与过期妊娠相关,如无脑儿和胎盘硫酸酯酶缺乏,但并不清楚两者之间联系的确切原因。

(五)心理、社会因素

过期妊娠加大胎儿、新生儿及孕产妇风险,导致个人、家庭成员产生紧张、焦虑、担忧等不良情绪。

三、护理措施

(一)常规护理

(1)查看历次产检记录,准确核实孕周。

(2)听胎心,待产期间每 4 小时听一次或遵医嘱;交接班必须听胎心;临产后按产程监护常规进行监护;每天至少进行一次胎儿电子监护,特殊情况随时监护。

(3)重视自觉胎动并记录于入院病历中。

(二)产程观察

(1)加强胎心监护。

(2)观察胎膜是否破裂,以及羊水量、颜色、性状等。

(3)注意产程进展、观察胎位变化。

(4)不提倡常规会阴侧切。

(三)用药护理

1.缩宫素静脉滴注

缩宫素作用时间短,半衰期为 5～12 分钟。

(1)静脉滴注中缩宫素的配制方法:应先用生理盐水或乳酸钠林格注射液 500 mL,用 7 号针头行静脉滴注,按每分钟 8 滴调好滴速,然后再向输液瓶中加入 2.5 U 缩宫素,将其摇匀后继续滴入。切忌先将 2.5 U 缩宫素溶于生理盐水或乳酸钠林格注射液中直接穿刺行静脉滴注,因此法初调时不易掌握滴速,可能在短时间内使过多的缩宫素进入体内,不够安全。

(2)合适的浓度与滴速:因缩宫素个体敏感度差异极大,静脉滴注缩宫素应从小剂量开始循序增量,起始剂量为 2.5 U 缩宫素溶于 500 mL 生理盐水或乳酸钠林格注射液中,即 0.5% 缩宫素浓度,以每毫升 15 滴计算,相当于每滴液体中含缩宫素 0.33 mU。从每分钟 8 滴开始,根据宫缩、胎心情况调整滴速,一般每隔 20 分钟调整一次。应用等差法,即从每分钟 8 滴(2.7 mU/min)调整至 16 滴(5.4 mU/min),再增至 24 滴(8.4 mU/min);为安全起见,也可从每分钟 8 滴开始,每次增加 4 滴,直至出现有效宫缩。

(3)有效宫缩的判定标准:10 分钟内出现 3 次宫缩,每次宫缩持续 30～60 秒,伴有宫颈的缩短和宫口扩张。缩宫素的最大滴速不得超过每分钟 40 滴,即 13.2 mU/min,如达到最大滴速,仍不出现有效宫缩时可增加缩宫素浓度,但缩宫素的应用量不变。增加浓度的方法是 500 mL 生理盐水或乳酸钠林格注射液中加 5 U 缩宫素,即 1‰缩宫素浓度,先将滴速减半,再根据宫缩情况进行调整,增加浓度后,最大增至每分钟 40 滴(26.4 mU),原则上不再增加滴数和缩宫素浓度。

(4)注意事项:①要有专人观察宫缩强度、频率、持续时间及胎心率变化并及时记录,调好宫缩后行胎心监护,破膜后要观察羊水量及有无胎粪污染及其程度。②警惕变态反应。③禁止肌内、皮下、穴位注射及鼻黏膜用药。④输液量不宜过大,以防止发生水中毒。⑤宫缩过强时应及时停用缩宫素,必要时使用宫缩抑制剂。⑥引产失败,缩宫素引产成功率与宫颈成熟度、孕周、胎先露高低有关,如连续使用 2~3 天仍无明显进展,应改用其他引产方法。

2.前列腺素制剂

常用的促宫颈成熟的药物主要是前列腺素制剂。目前常在临床使用的前列腺素制剂如下。

(1)可控释地诺前列酮栓:一种可控制释放的前列腺素 E_2(PGE_2)栓剂,含有 10 mg 地诺前列酮,以 0.3 mg/h 的速度缓慢释放,需低温保存,可以控制药物释放,在出现宫缩过频时能方便取出。

应用方法:外阴消毒后将可控释地诺前列酮栓置于阴道后穹隆深处,并旋转 90°,使栓剂横置于阴道后穹隆,宜于保持原位。在阴道口外保留 2~3 cm 终止带,以便于取出。在药物置入后,嘱孕妇平卧 20~30 分钟,以利栓剂吸水膨胀;2 小时后复查,若栓剂仍在原位,孕妇可下地活动。

出现以下情况时应及时取出:①出现规律宫缩(每 3 分钟一次的宫缩)并同时伴随有宫颈成熟度的改善,宫颈 Bishop 评分大于等于 6 分。②自然破膜或行人工破膜术。③子宫收缩过频(每 10 分钟有 5 次及以上的宫缩)。④置药 24 小时。⑤有胎儿出现不良状况的证据:胎动减少或消失、胎动过频、胎儿电子监护结果分级为Ⅱ类或Ⅲ类。⑥出现不能用其他原因解释的母体不良反应,如恶心、呕吐、腹泻、发热、低血压、心动过速或者阴道流血增多。取出至少 30 分钟后方可静脉滴注缩宫素。

禁忌证:包括哮喘、青光眼、严重肝肾功能不全等;有急产史或有 3 次以上足月产史的经产妇;瘢痕子宫妊娠;有子宫颈手术史或子宫颈裂伤史;已临产;Bishop 评分大于等于 6 分;急性盆腔炎;前置胎盘或不明原因阴道流血;胎先露异常;可疑胎儿窘迫;正在使用缩宫素;对地诺前列酮或任何赋形剂成分过敏者。

（2）米索前列醇：一种人工合成的前列腺素 E_1（PGE_1）制剂,有 100 μg 和 200 μg 两种片剂,美国食品与药品监督管理局（FDA）于 2002 年批准米索前列醇用于妊娠中期促宫颈成熟和引产,而用于妊娠晚期促宫颈成熟虽未经 FDA 和中国国家市场监督管理总局认证,但美国 ACOG 于 2009 年又重申了米索前列醇在产科领域使用的规范。参考美国 ACOG 2009 年的规范并结合我国米索前列醇的临床使用经验,经中华医学会妇产科学分会产科学组多次讨论,米索前列醇在妊娠晚期促宫颈成熟的应用常规如下:用于妊娠晚期未破膜而宫颈不成熟的孕妇,是一种安全有效的引产方法。每次阴道放药剂量为 25 μg,放药时不要将药物压成碎片。如 6 小时后仍无宫缩,在重复使用米索前列醇前应行阴道检查,重新评价宫颈成熟度,了解原放置药物是否溶化、吸收,如未溶化和吸收则不宜再放。每天总量不超过 50 μg,以免药物吸收过多。如需加用缩宫素,应该在最后一次放置米索前列醇后再过 4 小时以上,并行阴道检查证实米索前列醇已经吸收才可以加用。使用米索前列醇者应在产房观察,监测宫缩和胎心率,一旦出现宫缩过频,应立即进行阴道检查,并取出残留药物。

优点:价格低、性质稳定、易于保存、作用时间长,尤其适合基层医疗机构应用。一些前瞻性随机临床试验和荟萃分析表明,米索前列醇可有效促进宫颈成熟。母体和胎儿使用米索前列醇产生的多数不良后果与每次用药量超过 25 μg 相关。

禁忌证与取出指征:应用米索前列醇促宫颈成熟的禁忌证及药物取出指征与可控释地诺前列酮栓相同。

（四）产程护理

进入产程后,应鼓励产妇取左侧卧位、吸氧。产程中最好连续监测胎心,注意羊水形状,必要时取胎儿头皮血测 pH 值,及早发现胎儿宫内窘迫,并及时处理。过期妊娠时,常伴有胎儿窘迫、羊水粪染,分娩时应做相应准备。胎儿娩出后立即在直接喉镜指引下行气管插管,吸出气管内容物,以减少胎粪吸入综合征的发生。

（五）心理护理

（1）为孕产妇提供心理支持,帮助其建立母亲角色。

（2）安抚产妇家属,帮助产妇家庭应对过期妊娠分娩。

（3）接纳可能出现的难产,行胎头吸引、产钳助产等。

四、健康指导

(1)合理、适当地休息、饮食、睡眠等。

(2)情绪放松、身体放松。

(3)适当运动,无其他特殊情况时取自由体位待产。

(4)讲解临产征兆、自觉胎动计数等,指导产妇如何积极配合治疗。

(5)讲解过期妊娠分娩及过期产儿护理原则。

五、注意事项

应急处理:做好正常分娩、难产助产、剖宫产准备。

第三节 多 胎 妊 娠

一、概述

(一)定义

一次妊娠宫腔内同时有两个或两个以上的胎儿时为多胎妊娠,以双胎妊娠为多见。随着辅助生殖技术广泛开展,多胎妊娠发生率明显增高。

(二)类型特点

多胎妊娠包括由一个卵子受精后分裂而形成的单卵双胎妊娠和由两个卵子分别受精而形成的双卵双胎妊娠,双卵双胎妊娠约占双胎妊娠的 70%,两个卵子可来源于同一成熟卵泡或两侧卵巢的成熟卵泡。

(三)治疗原则

1.妊娠期

及早诊断出双胎妊娠者并确定羊膜绒毛性,增加其产前检查次数,注意休息,加强营养,注意预防贫血、妊娠期高血压疾病的发生,防止早产、羊水过多、产前出血等。

2.分娩期

观察产程和胎心变化,如发现有宫缩乏力或产程延长,应及时处理。第一个胎儿娩出后,应立即断脐,助手扶正第二个胎儿的胎位,使其保持纵产式,等待

15～20分钟后,第二个胎儿自然娩出。如等待15分钟仍无宫缩,则可人工破膜或静脉滴注催产素促进宫缩。如发现有脐带脱垂或怀疑胎盘早剥时,即手术助产。如第一个胎儿为臀位,第二个胎儿为头位,应注意防止胎头交锁导致难产。

3.产褥期

第二个胎儿娩出后应立即肌内注射或静脉滴注催产素,腹部放置沙袋,防止腹压骤降引起休克,同时预防发生产后出血。

二、护理评估

(一)健康史

评估本次妊娠的双胎羊膜绒毛膜性,孕妇的早孕反应程度,食欲、呼吸情况,以及下肢水肿、静脉曲张程度。

(二)生理状况

1.孕妇的并发症

妊娠期高血压疾病、妊娠期肝内胆汁瘀积症、贫血、羊水过多、胎膜早破、宫缩乏力、胎盘早剥、产后出血、流产等。

2.围产儿并发症

早产、脐带异常、胎头交锁、胎头碰撞、胎儿畸形以及单绒毛膜双胎特有的并发症,如双胎输血综合征、选择性生长受限、一胎无心畸形等;极高危的单绒毛膜单羊膜囊双胎,由于两个胎儿共用一个羊膜腔,两胎儿间无羊膜分隔,因脐带缠绕和打结而发生宫内意外的可能性较大。

(三)辅助检查

1.B超检查

B超检查可以早期诊断双胎、畸胎,能提高双胎妊娠的孕期监护质量。在妊娠6～9周,可通过孕囊数目判断绒毛膜性;妊娠10～14周,可以通过双胎间的羊膜与胎盘交界的形态判断绒毛膜性。单绒毛膜双胎羊膜分隔与胎盘呈"T"征,而双绒毛膜双胎胎膜融合处夹有胎盘组织,所以胎盘融合处表现为"双胎峰"(或"λ"征)。

妊娠18～24周,最晚不要超过26周,对双胎妊娠进行超声结构筛查。双胎容易因胎儿体位的关系影响结构筛查质量,有条件的医院可根据孕周分次进行包括胎儿心脏在内的结构筛查。

2.血清学筛查

唐氏综合征在单胎与双胎妊娠中期血清学筛查的检出率分别为60%～

70%和45%,其假阳性率分别为5%和10%。由于双胎妊娠筛查检出率较低,而且假阳性率较高,目前并不推荐单独使用血清学指标进行双胎的非整倍体筛查。

3.有创性产前诊断

双胎妊娠有创产前诊断操作带来的胎儿丢失率要高于单胎妊娠,以及后续的处理如选择性减胎等也存在危险性,建议转诊至有能力进行宫内干预的产前诊断中心进行。

(四)高危因素

多胎妊娠者可出现妊娠期高血压疾病、妊娠肝内胆汁瘀积症、贫血、羊水过多、胎膜早破、宫缩乏力、胎盘早剥、产后出血、流产等多种并发症。

(五)心理、社会因素

双胎妊娠的孕妇在孕期必须适应两次角色转变,首先是接受妊娠,其次当被告知是双胎妊娠时,必须适应第二次角色转变,即成为两个孩子的母亲。双胎妊娠属于高危妊娠,孕妇既兴奋又常常担心母儿的安危,尤其担心胎儿的存活率。

三、护理措施

(一)常规护理

(1)增加产前检查的次数,每次监测宫高、腹围和体重。

(2)注意休息;卧床时最好取左侧卧位,增加子宫、胎盘的血供,减少早产的机会。

(3)加强营养,尤其是注意补充铁、钙、叶酸等,以满足妊娠的需要。

(二)症状护理

双胎妊娠孕妇胃区受压致食欲减退,因此应鼓励孕妇少量多餐,满足孕期需要,必要时给予饮食指导,如增加铁、叶酸、维生素的供给。因双胎妊娠的孕妇腰背部疼痛症状较明显,应注意休息,可指导其做骨盆倾斜运动,局部热敷也可缓解症状。采取措施预防静脉曲张的发生。

(三)用药护理

双胎妊娠可能出现妊娠期高血压疾病、妊娠肝内胆汁瘀积症、贫血、羊水过多、胎膜早破、胎盘早剥等多种并发症,按相应用药情况护理。

(四)分娩期护理

(1)阴道分娩时严密观察产程进展和胎心率变化,及时处理问题。

（2）防止第二胎儿胎位异常、胎盘早剥；防止产后出血的发生；产后腹部加压，防止腹压骤降引起的休克。

（3）如行剖宫产，需要配合医生做好剖宫产术前准备和产后双胎新生儿护理准备；如系早产，产后应加强对早产儿的观察和护理。

（五）心理护理

帮助双胎妊娠的孕妇完成两次角色转变，使其接受成为两个孩子母亲的事实。告知双胎妊娠虽属高危妊娠，但孕妇不必过分担心母儿的安危，说明保持心情愉快、积极配合治疗的重要性，指导家属准备双份新生儿用物。

四、健康指导

护士应指导孕妇注意休息，加强营养，注意阴道流血量和子宫复旧情况，防止产后出血。并指导产妇正确进行母乳喂养，选择有效的避孕措施。

五、注意事项

合理营养，注意补充铁剂，防止妊娠期贫血，妊娠晚期特别注意避免疲劳，加强休息，预防早产和分娩期并发症。

第四节　胎膜早破

胎膜早破（premature rupture of membranes，PROM）是指在临产前胎膜自然破裂，是常见的分娩期并发症，妊娠满 37 周的发生率为 10%，妊娠不满 37 周的发生率为 2%～3.5%。胎膜早破可引起早产及围生儿死亡率增加，亦可导致孕产妇宫内感染率和产褥期感染率增加。

一、病因

一般认为胎膜早破与以下因素有关，常为多因素所致。

（一）上行感染

可由生殖道病原微生物上行感染引起胎膜炎，使胎膜局部张力下降而破裂。

（二）羊膜腔压力增高

羊膜腔压力增高常见于多胎妊娠、羊水过多等。

(三)胎膜受力不均

胎先露高浮、头盆不称、胎位异常可使胎膜受压不均导致破裂。

(四)营养因素

缺乏维生素 C、锌及铜,可使胎膜张力下降而破裂。

(五)宫颈内口松弛

常因手术创伤或先天性宫颈组织薄弱,使宫颈内口松弛,胎膜进入扩张的宫颈或阴道内,导致感染或受力不均,而使胎膜破裂。

(六)细胞因子

白细胞介素-1(IL-1)、IL-6、IL-8、肿瘤坏死因子-α(TNF-α)升高,可激活溶酶体酶,破坏羊膜组织,导致胎膜早破。

(七)机械性刺激

创伤或妊娠后期性交也可导致胎膜早破。

二、临床表现

(一)症状

孕妇突感有较多液体自阴道流出,有时可混有胎脂及胎粪,无腹痛等其他产兆,当咳嗽、打喷嚏等导致腹压增加时,羊水可少量间断性排出。

(二)体征

肛诊或阴检时,触不到羊膜囊,上推胎儿先露部可见到羊水流出。如伴羊膜腔感染,可有臭味,并伴有发热、母儿心率增快、子宫压痛、白细胞计数增多、C 反应蛋白升高。

三、对母儿的影响

(一)对母亲的影响

胎膜早破后,生殖道病原微生物易上行感染,感染程度通常与破膜时间有关。羊膜腔感染易发生产后出血。

(二)对胎儿的影响

胎膜早破经常诱发早产,早产儿易发生呼吸窘迫综合征。羊膜腔感染时,可引起新生儿吸入性肺炎,严重者发生败血症、颅内感染等。脐带受压、脐带脱垂时可致胎儿窘迫。胎膜早破发生的孕周越小,胎肺发育不良发生率越高,围生儿死亡率越高。

四、处理原则

预防感染和脐带脱垂,如有感染、胎窘征象,及时行剖宫产终止妊娠。

五、护理

(一)护理评估

1.病史

询问病史,了解是否有发生胎膜早破的病因,确定具体的胎膜早破的时间、妊娠周数,是否有宫缩、见红等产兆,是否出现感染征象,是否出现胎窘现象。

2.身心状况

观察孕妇阴道流液的色、质、量,是否有气味。孕妇常因不了解胎膜早破的原因,而对不可自控的阴道流液形成恐慌,可能担心自身与胎儿的安危。

3.辅助检查

(1)阴道流液的 pH 值测定:正常阴道液 pH 值为 4.5~5.5,羊水 pH 值为 7.0~7.5。若 pH 值大于6.5,提示胎膜早破,准确率达 90%。

(2)肛查或阴道窥阴器检查:肛查时未触到羊膜囊,上推胎儿先露部,有羊水流出。阴道窥阴器检查时见液体自宫口流出,或可见阴道后穹隆有较多混有胎脂和胎粪的液体。

(3)阴道液涂片检查:将阴道液置于载玻片上,干燥后镜检可见羊齿植物叶状结晶,为羊水,准确率达 95%。

(4)羊膜镜检查:可直视胎先露部,看不到前羊膜囊即可诊断。

(5)胎儿纤维结合蛋白(fetal fibronectin,fFN)测定:fFN 是胎膜分泌的细胞外基质蛋白。当宫颈及阴道分泌物内 fFN 含量超过 0.05 mg/L 时,胎膜抗张能力下降,易发生胎膜早破。

(6)超声检查:羊水量减少可协助诊断,但不可确诊。

(二)护理诊断

1.有感染的危险

感染胎膜破裂后,生殖道病原微生物上行感染有关。

2.知识缺乏

缺乏预防和处理胎膜早破的知识。

3.有胎儿受伤的危险

胎儿受伤与脐带脱垂、早产儿肺部发育不成熟有关。

(三)护理目标

(1)孕妇无感染征象发生。

(2)孕妇了解胎膜早破的知识,如突然发生胎膜早破,能够及时进行初步应对。

(3)胎儿无并发症发生。

(四)护理措施

1.预防脐带脱垂的护理

胎膜早破并胎先露未衔接的孕妇应绝对卧床休息,多采用左侧卧位,注意抬高臀部,防止脐带脱垂造成胎儿宫内窘迫。注意监测胎心变化,进行肛查或阴检时,确定有无隐性脐带脱垂,一旦发生,立即通知医生,并于数分钟内结束分娩。

2.预防感染

保持床单位清洁。于外阴处使用无菌的会阴垫,勤于更换,保持清洁干燥,防止上行感染。更换会阴垫时观察羊水的色、质、量、气味等。嘱孕妇保持外阴清洁,每天擦洗 2 次会阴。同时观察产妇的生命体征,血生化指标,了解是否存在感染征象。破膜大于 12 小时,遵医嘱给予抗生素,防止感染。

3.监测胎儿宫内情况

密切观察胎心率的变化,嘱孕妇自测胎动。如有混有胎粪的羊水流出,即为胎儿宫内缺氧的表现,应及时予以吸氧,左侧卧位,并根据医嘱做好相应的护理。

对于胎膜早破,孕周不足 35 周者,根据医嘱予地塞米松促进胎肺成熟;对于孕周不足 37 周并已临产者,或孕周超过 37 周者,胎膜早破超过 12 小时后仍未临产者,可根据医嘱尽快结束分娩。

4.健康教育

孕期时为孕妇讲解胎膜早破的定义与原因,并强调妊娠期卫生保健的重要性。指导孕妇,如出现胎膜早破现象,无须恐慌,应立即平卧,及时就诊。妊娠晚期禁止性交,避免腹部碰撞或增加腹压。指导孕妇妊娠期补充足量的维生素和锌、铜等微量元素。宫颈内口松弛者应多卧床休息,并遵医嘱,根据需要于妊娠 14～16 周时行宫颈环扎术。

第五节　前　置　胎　盘

一、概述

(一)定义

正常妊娠时,胎盘附着于子宫体部的前壁、后壁或侧壁。妊娠 28 周后,若胎盘附着于子宫下段、下缘,达到或覆盖宫颈内口,位置低于胎先露部,称为前置胎盘。前置胎盘是妊娠晚期的严重并发症之一,也是妊娠晚期阴道流血最常见的原因。国外报道前置胎盘发病率为 0.5%,国内报道其发生率为 0.24%～1.57%。按胎盘边缘与宫颈内口的关系,将前置胎盘分为四种类型:完全性前置胎盘、部分性前置胎盘、边缘性前置胎盘、低置胎盘。妊娠中期超声检查发现胎盘接近或覆盖宫颈内口时,称为胎盘前置状态。

(二)主要发病机制

由于人工流产、多胎妊娠、经产妇等原因,胎盘需要扩大面积、吸取营养,以供胎儿需求的胎盘面积扩大导致的前置胎盘以及孕卵着床部位下移导致胎盘前置。

(三)处理原则

抑制宫缩、止血、纠正贫血和预防感染。根据阴道流血量、有无休克、妊娠周数、产次、胎位、胎儿是否存活、是否临产及前置胎盘类型等综合做出决定。凶险性前置胎盘患者应当在有条件的医院处理。

二、护理评估

(一)健康史

除个人健康史外,在孕产史中尤其注意识别有无剖宫产术、人工流产术及子宫内膜炎等前置胎盘的易发因素;此外,妊娠过程中,特别是妊娠 28 周后,是否出现无痛性、无诱因、反复阴道流血症状,并详细记录具体经过及医疗处理情况。

(二)临床表现

1.症状

典型症状为妊娠晚期或临产时,发生无诱因、无痛性反复阴道流血。初次出血量一般不多,剥离处血液凝固后,出血停止;也有初次即发生致命性大出血而导致的休克。阴道流血发生时间、反复发生次数、出血量多少与前置胎盘类型有关。

2.体征

患者一般情况与出血量有关,大量出血者呈现面色苍白、脉搏增快微弱、血压下降等休克表现。腹部检查:子宫软,无压痛,大小与妊娠周数相符。由于子宫下段有胎盘占据,影响先露入盆,故胎先露高浮,常并发胎位异常。反复出血或一次出血量过多可使胎儿宫内缺氧,严重者胎死宫内。当前置胎盘附着于子宫前壁时,可在耻骨联合上方闻及胎盘杂音。临产时检查见宫缩为阵发性,间歇期子宫完全松弛。

(三)辅助检查

1.超声检查

推荐使用经阴道超声进行检查,其准确性明显高于经腹超声,并具有安全性。当胎盘边缘未达到宫颈内口时,测量胎盘边缘距宫颈内口的距离;当胎盘边缘覆盖宫颈内口时,测量胎盘边缘超过宫颈内口的距离,结果应精确到毫米。

2.MRI 检查

有条件的医院对于怀疑合并胎盘植入者,可选择 MRI 检查。与经阴道超声检查相比,MRI 对胎盘定位无明显优势。

(四)高危因素

前置胎盘的高危因素包括流产史、宫腔操作史、产褥期感染史、高龄、剖宫产史、吸烟、双胎妊娠,以及妊娠 28 周前超声检查提示胎盘前置状态等。

(五)心理、社会因素

患者的一般情况与出血量的多少密切相关。大量出血时可见面色苍白、脉搏细速、血压下降等休克症状,孕妇及其家属可因突然阴道流血而感到恐惧或焦虑,既担心孕妇的健康,更担心胎儿的安危,可能显得恐慌、紧张、手足无措等。

三、护理措施

(一)常规护理

1.保证休息,减少刺激

孕妇需住院观察,阴道流血期间绝对卧床休息,尤以左侧卧位为佳,血止后可适当活动。并定时间断吸氧,每天 3 次,每次 1 小时,以提高胎儿血氧供应。

此外,还需避免各种刺激,以减少出血机会。医护人员进行腹部检查时动作要轻柔,禁做阴道检查及肛查。

2.检测生命体征,及时发现病情变化

严密观察并记录孕妇生命体征,阴道流血的量、色、时间及一般状况,监测胎儿宫内状态,按医嘱及时完成实验室检查项目,并交叉配血备用。发现异常及时报告医生并配合处理。

(二)症状护理

1.纠正贫血

除口服硫酸亚铁、输血等措施外,还应加强饮食营养指导,建议孕妇多食高蛋白以及含铁丰富的食物,如动物肝脏、绿叶蔬菜以及豆类等。一方面有助于纠正贫血,另一方面还可增强机体抵抗力,同时也可促进胎儿发育。

2.预防产后出血和感染

产妇回病房休息时,严密观察产妇的生命体征及阴道流血情况,发现异常及时报告医生处理,以防止或减少产后出血。

及时更换会阴垫,以保持会阴部清洁、干燥。

胎儿娩出后,及早使用宫缩剂,以预防产后大出血;严格按照高危儿标准护理新生儿。

3.紧急转运

如患者阴道流血多,怀疑为凶险性前置胎盘,本地无医疗条件处理时,应建立静脉通道,输血输液,止血,抑制宫缩,由有经验的医生护送,迅速转诊到上级医疗机构。

(三)用药护理

在期待治疗过程中,常伴发早产,对于有早产风险的患者可酌情给予宫缩抑制剂,防止因宫缩引起的进一步出血,赢得促胎肺成熟的时间。常用药物有硫酸镁、β受体激动剂、钙通道阻滞剂、非甾体类抗感染药、缩宫素受体抑制剂等。

在使用宫缩抑制剂的过程中,仍有阴道大出血的风险,应随时做好剖宫产手术的准备。值得注意的是,宫缩抑制剂与肌松剂有协同作用,可加重肌松剂的神经肌肉阻滞作用,增加产后出血的风险。

糖皮质激素的使用:若妊娠不足 34 周,应促胎肺成熟,应参考早产的相关诊疗指南。

除口服硫酸亚铁、输血等措施外,还应加强饮食营养指导,建议孕妇多食高蛋白以及含铁丰富的食物,如动物肝脏、绿叶蔬菜以及豆类等。这一方面有助于纠正贫血,另一方面还可增强机体抵抗力,同时也可以促进胎儿发育。

(四)心理护理

帮助孕妇了解前置胎盘发病机制、症状体征辅助检查内容,引导孕妇能以最佳身心状态接受手术及分娩的过程。

四、健康指导

护士应加强对孕妇的管理和宣教,指导围生期女性避免吸烟、酗酒、吸食毒品等不良行为,避免多次刮宫、引产或宫内感染,防止多产,减少子宫内膜损伤或子宫内膜炎。加强孕期管理,按时进行产前检查及正确的妊娠期指导,早期诊断,及时处理。对妊娠期出血者,无论量多少均应就医,做到及时诊断,正确处理。

五、注意事项

(1)如有腹痛、出血等不适症状,应绝对卧床休息,止血后方可轻微活动。

(2)避免进行增加腹压的活动,如用力排便、频繁咳嗽、下蹲等,避免用手刺激腹部,变换体位时动作要轻缓。

(3)禁止性生活、阴道检查及肛查。

(4)备血,做好处理产后出血和抢救新生儿的准备。

(5)长期卧床者应加强营养,适当行肢体活动,给予下肢按摩,定时排便,练习深呼吸等,以防止并发症的发生。

第六节 脐带异常

一、概述

(一)定义

脐带异常包括脐带先露或脱垂、脐带缠绕、脐带长度异常、脐带打结、脐带扭转等,可引起胎儿急性或慢性缺氧,甚至胎死宫内。本节以脐带先露与脱垂为例进行讨论。脐带先露是指胎膜未破时脐带位于胎先露部前方或一侧,脐带脱垂是指胎膜破裂后脐带脱出于宫颈口外,降至阴道内甚至露于外阴部。

(二)病因

导致脐带先露与脱垂的主要原因有头盆不称、胎头入盆困难、胎位异常(如臀先露、肩先露、枕后位)、胎儿过小、羊水过多、脐带过长、脐带附着异常及低置胎盘等。

(三)治疗原则

早期发现脐带异常,迅速解除脐带受压,选择正确的分娩方式,保障胎儿安全。

二、护理评估

(一)健康史

详细了解产前检查结果,有无羊水过多、胎儿过小、胎位异常、低置胎盘等。

(二)临床表现

1.症状

若脐带未受压可无明显症状,若脐带受压,产妇自觉胎动异常甚至消失。

2.体征

出现频繁的变异减速,上推胎先露部及抬高臀部后恢复,若胎儿缺氧严重可伴有胎心消失。胎膜已破者,阴道检查可在胎先露旁或前方触及脐带,甚至脐带脱出于外阴。

(三)辅助检查

1.产科检查

在胎先露旁或前方触及脐带,甚至脐带脱出于外阴。

2.胎儿电子监护

胎儿电子监护可发现伴有频繁的变异减速,甚至胎心音消失。

3.B 型超声检查

B 型超声检查有助于明确诊断。

(四)心理、社会因素

评估孕产妇及家属有无焦虑、恐慌等心理问题,对脐带脱垂的认识程度及家庭支持度。

(五)高危因素

(1)胎儿过小者。

(2)羊水过多者。

（3）脐带过长者。

（4）胎先露部入盆困难者。

（5）胎位异常者,如肩先露、臀先露等。

（6）胎膜早破而胎先露未衔接者。

（7）脐带附着位置低或低置胎盘者。

三、护理措施

(一)常规护理

除产科常规护理外,还需注意协助孕妇取臀高位卧床休息,以缓解脐带受压。

(二)分娩方式的选择

1.脐带先露

若为经产妇,胎膜未破,宫缩良好,且胎心持续良好者,可在严密监护下经阴道分娩;若为初产妇或足先露、肩先露者,应行剖宫产术。

2.脐带脱垂

胎心尚好,胎儿存活者,应尽快娩出胎儿。对于宫口开全,胎先露部已达坐骨棘水平以下者,还纳脐带后行阴道助产术;若产妇宫口未开全,应立即协助产妇取头低臀高位,将胎先露部上推,还纳脐带,应用宫缩抑制剂,缓解脐带受压,严密监测胎心的同时尽快行剖宫产术。

(三)心理护理

（1）了解孕产妇及家属的心理状态,并予以心理支持,缓解其紧张、焦虑情绪。

（2）讲解脐带脱垂相关知识,以取得其对诊疗护理工作的配合。

四、健康指导

（1）教会孕妇自数胎动,以便早期发现胎动异常。

（2）督促其定期产前检查,妊娠晚期及临产后再次行超声检查。

五、注意事项

脐带脱垂为非常紧急的情况,一旦发现,应立即进行脐带还纳,并保持手在阴道内,直到胎儿娩出。

第七章 儿科护理

第一节 小儿热性惊厥

小儿热性惊厥(febrile convulsion,FC)发病年龄为 3 个月至 5 岁,体温在 38 ℃以上时突然出现强直或阵挛等骨骼肌运动性发作而发生抽搐常伴意识障碍,排除颅内感染和其他导致惊厥的器质性和代谢性疾病,既往可有高热惊厥史,即可诊断为热性惊厥。

一、病因

(一)未成熟脑

髓鞘形成的过程,过多神经元消亡,突触间联系不完善。

(二)发热

发热原因以病毒感染最多见,细菌感染率低,约 2%。70%以上与上呼吸道感染有关,其他伴发于出疹性疾病、中耳炎、下呼吸道感染以及疫苗接种或非感染性疾病。发热(肛温≥38.5 ℃)为触发因素。

(三)遗传易感性

患儿常有热性惊厥家族史,其遗传呈复杂的遗传模式,涉及多基因和多因素影响,多数属于常染色体显性或隐性遗传。

二、临床表现

(一)症状

(1)发热。

(2)高热抽搐。

(3)新生儿及婴儿常有不典型惊厥发作,如表现面部、肢体局灶或多灶性抽动或表现为突发瞪眼、咀嚼、呼吸暂停、青紫等。

(二)体征

临床表现分为两型,单纯型热性惊厥和复杂型热性惊厥,临床表现和鉴别要点见表 7-1。

表 7-1 单纯型热性惊厥和复杂型热性惊厥临床表现和鉴别要点

鉴别要点	单纯型 FC	复杂型 FC
占 FC 的比例	70%	30%
起病年龄	6 个月至 5 岁	<6 个月,6 个月至 5 岁,>5 岁
惊厥发作形式	全面发作	局灶性或全面性发作
惊厥的时间	多短暂,<10 分钟	时间长,>10 分钟
一次热程发作的次数	仅 1 次,偶有 2 次	24 小时内可反复多次
神经系统异常	阴性	可阳性
惊厥持续时间	少有	较常见

三、辅助检查

(一)影像学检查

肺部 X 线片有无改变。

(二)血常规

有无白细胞和中性粒细胞计数增高。

四、治疗

(一)发作急性期处理

热性惊厥多短暂且为自限性,发作超过 10 分钟应送急诊。

1.一般治疗

保持呼吸道畅通、吸氧、监护生命体征,建立静脉输液通路。

2.对症治疗

退热药退热物理降温,维持内环境稳定。

3.终止发作

惊厥持续>5 分钟进行止惊药物治疗。地西泮 0.3~0.5 mg/kg 缓慢静脉推注(最大剂量≤10 mg;婴幼儿≤2 mg),或 10%水合氯醛 0.5 mL/kg 保留灌肠。

(二)热性惊厥的预防

预防的主要目标是针对长程热性惊厥反复多次的热性惊厥。使用抗癫痫药物预防可选择间歇预防法,如在每次发热开始即使用地西洋 1 mg/(kg·d),分 3 次口服,连服 2~3 天。对发作次数少,非长程发作,无需使用药物预防。间歇预防无效者,可采用长期预防法:丙戊酸 10~20 mg/(kg·d),分 2 次口服,或苯巴比妥 3~5 mg/(kg·d),分 1~2 次口服,应用 1~2 年。已有证据表明卡马西平、苯妥英钠对热性惊厥预防无效,其他抗癫痫药尚无定论。

五、护理评估

(一)健康史

1.患儿患病经过

患儿有无家族史,是否有过药物治疗及药物种类、剂量、疗效等。

2.目前情况

评估高热发作次数及发热性质、用药后疗效。

3.相关病史

询问患儿有无家族史及相关病史。

(二)身体评估

1.一般状态

患儿的生命体征,饮食、排泄情况。

2.专科评估

患儿是否有感染、发热、中耳炎、下呼吸道感染等表现。

(三)心理-社会评估

家长及患儿心理因素与病情反复发作、高热、病程长有关。家长对此病知识缺乏而具有恐惧感。

六、护理措施

(一)一般护理

改善室内环境,保持病床整洁,严重者卧床休息。

(二)饮食护理

饮食营养合理搭配,鼓励患儿多饮水。

(三)药物治疗与护理

早期识别并积极使用退热药物或物理降温避免体温上升到 38℃ 以上尤为重要;家长要知晓病情,间歇或长期服用抗惊厥药物预防热性惊厥的复发,间歇短程预防性治疗包括在发热早期(体温在 37.5 ℃时)及时使用地西泮(包括口服或直肠给药),同时及时退热及治疗原发病,体温降至正常后停止使用止惊药物。如果小孩为复杂性热性惊厥、频繁热性惊厥(每年在 5 次以上)或热性惊厥呈持续状态使用间歇短程治疗无效时,可长期口服抗癫痫药物控制发作达到预热性惊厥的目的,可选择苯巴比妥或丙戊酸钠药物,一般疗程持续到 3~5 岁,同时注意药物不良反应。

(四)病情观察

关于预防热性惊厥复发主要包括两个方面,其中最重要的是家长需要给儿童适当的锻炼、充分的营养,尽量减少或避免在婴幼儿这个阶段患急性发热性疾病。

七、健康指导

(一)疾病知识指导

帮助患儿家属了解并认识小儿热性惊厥的发生、发展及变化过程。加强饮食护理,增强免疫力。

(二)康复指导

预防感染,控制发热程度。有效地延缓病情发展。

(三)出院指导

指导家长及时发现并治疗患儿发热,避免反复发热。注意改善室内环境,饮食营养合理搭配。如发现病情加重及时就医治疗,坚持规范治疗与护理。

第二节 小儿病毒性脑炎

小儿病毒性脑炎是由多种病毒引起的颅内急性炎症。若病变主要累及脑膜,临床表现为病毒性脑膜炎;若病变主要影响大脑实质,则临床表现为病毒性脑炎。

一、病因

(1)1/4～1/3的中枢神经病毒感染病例中确定其致病病毒。其中80％为肠道病毒,其次为虫媒病毒、腺病毒、单纯疱疹病毒、腮腺炎病毒和其他病毒等。

(2)急性颅内病毒感染。

二、临床表现

(一)症状

(1)发热、恶心、呕吐、软弱、嗜睡。

(2)精神情绪异常,如躁狂、幻觉、失语以及定向力、计算力与记忆力障碍等。

(3)反复惊厥发作为主要表现,伴或不伴发热皆可出现癫痫持续状态。

(4)瘫、单瘫、四肢瘫或各种不自主运动。

(二)体征

(1)颈项强直等脑膜刺激征,但无局限性神经系统体征。病程大多在1～2周内。

(2)病毒性脑炎:起病急,临床表现因脑实质部分的病理改变、病变范围和病情严重程度而有所不同。

(3)全身症状可为病原学诊断提供线索。

(4)不同程度的意识障碍和颅内压增高症状。

三、辅助检查

(1)脑电图检查,电波是否正常。

(2)脑脊液检查。

(3)病毒学检查。

(4)神经影像学检查。

四、治疗

本病无特异性治疗。急性期正确的支持与对症治疗是保证病情顺利恢复、降低病死率和致残率的关键治疗原则如下。

(1)维持水、电解质平衡与合理营养供给。

(2)控制脑水肿和颅内高压:①严格限制液体入量。②过度通气将$PaCO_2$控制于20.0～25.0 kPa。③静脉注射脱水剂,如甘露醇、呋塞米等。

（3）控制惊厥发作。

（4）呼吸道和心血管功能的监护与支持。

（5）抗病毒药物。

五、护理评估

(一)健康史

1.患病及诊疗经过

患儿有无各种病毒感染,患儿精神状况、生命体征变化等。

2.目前状况

评估患儿发热程度,是否有惊厥,全身或局限性强直以及癫痫持续状态等情况发生。

3.相关病史

患儿有无上呼吸道感染、病毒感染、发热等相关病史。

(二)身体评估

1.一般状态

评估患儿生命体征、营养状况,注意休息。

2.专科评估

评估患儿发热变化,有无惊厥,病变累及各个系统的改变。

(三)心理-社会评估

患儿家属对脑炎的发生、发展、治疗、预后的知识是否理解,是否产生恐慌心理。

六、护理措施

（1）一般护理:为患儿提供保护性的看护和日常生活的细心护理。

（2）卧床期间协助患儿洗漱、进食、大小便及个人卫生等。

（3）教给家长协助患儿翻身及皮肤护理的方法。保持瘫痪肢体于功能位置。

（4）维持正常体温,体温＞38.5 ℃时给予物理降温或遵医嘱口服药物降温、静脉补液。

（5）注意病情观察、保证营养供应:①患儿取平卧位。②每 2 小时翻身一次。③密切观察瞳孔及呼吸。④保持呼吸道畅通、给氧。如痰液堵塞,立即气管插管吸痰,必要时做气管切开或使用人工呼吸。⑤对昏迷或吞咽困难的患儿,应尽早给予鼻饲。⑥输注能量合剂营养脑细胞,促进脑功能恢复。⑦控制惊厥、保持镇静。

七、健康指导

(一)疾病知识指导

患儿家属对疾病的认知程度,使其了解治疗、护理以及营养对疾病恢复的重要性。

(二)康复指导

强调注意发热的变化,控制病毒感染的重要性。

(三)出院指导

向患儿及家长介绍病情,做好心理护理,增强战胜疾病的信心。向家长提供保护性看护、日常生活护理的有关知识。指导家长做好智力训练和瘫痪肢体功能训练,出院的患儿应定期随访。

第三节 小儿心力衰竭

心力衰竭是指心脏工作能力(心肌收缩或舒张功能)下降,即心排血量低或相对不足,不能满足全身组织代谢需要的病理状态。

一、病因

(1)先天性心脏病。

(2)儿童时期风湿性心脏病和急性肾炎所致的心力衰竭。

(3)心力衰竭也可继发于病毒性心肌炎、川崎病、心肌病、心内膜弹力纤维增生症等。

(4)贫血、营养不良、电解质紊乱、严重感染、心律失常和心脏负荷过重等。

二、临床表现

(一)症状

(1)乏力、活动后气急、食欲减低、腹痛和咳嗽。

(2)病情较重者可有端坐呼吸,肺底部可闻及湿啰音,并出现水肿,尿量明显减少。

(二)体征

(1)呼吸快速、表浅、频率可达 50～100 次/分。

(2)喂养困难,体质量增长缓慢,烦躁,多汗,哭声低弱。

(3)肺部可闻及干啰音或哮鸣音。

(4)水肿首先见于颜面、眼睑等部位,严重时鼻唇三角区呈现青紫。

三、辅助检查

(一)胸部 X 线检查

心影普遍性扩大,搏动减弱,纹理增多。

(二)心电图检查

心电图检查有助于病因诊断,指导洋地黄用药。

(三)超声心动图检查

超声心动图检查可见心房、心室扩大。

四、治疗

(一)一般治疗

充分休息和睡眠,平卧或取半卧位,避免患儿烦躁、哭闹,可适当应用镇静剂,苯巴比妥、吗啡(0.05 mg/kg)皮下或肌内注射常能取得满意效果,但需警惕呼吸抑制。根据具体情况给予吸氧。应给予容易消化及富有营养的食品,一般饮食中钠盐应减少,要严格的极度低钠饮食。

(二)洋地黄类药物

洋地黄仍是儿科临床上广泛使用的强心药物之一。洋地黄能直接抑制过度的神经内分泌活性。除正性肌力作用外,洋地黄还具有负性传导、负性心率等作用。小儿时期常用的洋地黄药物为地高辛,可口服和静脉注射。婴儿的有效浓度为 2～4 ng/mL,大年龄儿童为 1～2 ng/mL。由于洋地黄的剂量和疗效的关系受到多种因素的影响,所以洋地黄的剂量要个体化。

(三)利尿剂

水、钠潴留为心力衰竭的一个重要病理生理改变,故合理应用利尿剂为治疗心力衰竭的一项重要措施。对急性心力衰竭或肺水肿者可选用快速强效利尿剂,如呋塞米或依他尼酸,其作用快而强,可排出较多的 Na^+,而 K^+ 的损失相对较少。慢性心力衰竭一般联合使用噻嗪类与保钾利尿剂,并采用间歇疗法维持治疗,防止电解质紊乱。

(四)血管扩张剂

1.血管紧张素转换酶抑制剂

血管紧张素转换酶抑制血管紧张素转换酶,减少循环中血管紧张素II的浓度来发挥效应。依那普利剂量为每天 0.05～0.1 mg/kg,一次口服。

2.硝普钠

松弛血管平滑肌,扩张小动脉、静脉的血管平滑肌,作用强、起效快、持续时间短。应在动脉压力监护下进行。

3.酚妥拉明

酚妥拉明为 α 受体阻滞剂,以扩张小动脉为主,兼有扩张静脉的作用。其他药物治疗:心力衰竭伴有血压下降时可应用多巴胺,这有助于增加心排血量、提高血压,而心率不一定明显增快。

五、护理评估

(一)健康史

1.患病及诊疗经过

患者有无先心病史,有无病毒感染史,是否用药及用药情况。

2.目前状况

气体交换受损,活动无耐力,有潜在并发症。

3.相关病史

询问患儿是否有先天性心脏病、心肌炎、心内膜弹力纤维增生症等相关疾病。

(二)身体评估

1.一般状态

评估患者的各项生命体征,营养及精神状况。

2.专科评估

患者是否有乏力、活动后气急、腹痛和咳嗽。肺部有无湿啰音。有无水肿情况。

(三)心理-社会评估

(1)评估患儿心理变化,有无分离性焦虑。

(2)了解家长对疾病以及治疗、防护知识的了解程度,家庭状况,评估家长和患儿目前状况。

六、护理措施

(一)一般护理

保持室内温度、湿度适宜,病床整洁舒适。给氧应根据缺氧的轻重程度调节氧流量。

(二)饮食护理

严格掌握、记录每天液体入量、食盐摄入量。食盐量每天不能超过 5 g。给予高蛋白、高维生素、易咀嚼、易消化的清淡饮食,限制总热量的摄入,少量多餐,避免过饱。

(三)休息与活动

让患者取半卧位或端坐位安静休息,限制活动量,尽量减少活动,以免造成疲劳。

(四)呼吸状况监测

血气分析和血氧饱和度等,以判断药物疗效和病情进展。

(五)输液的护理

控制输液量和速度,以防其随意调快滴速,诱发急性肺水肿。

(六)使用血管扩张剂的护理

监测血压,ACEI 有较强的保钾作用与不同类型的利尿剂合用时应特别注意。

(七)皮肤护理

保持床褥柔软、平整、干燥。患儿穿柔软、宽松的衣服。做按摩或翻身时避免损伤皮肤。严重水肿患者可使用气圈或气垫床,保持患者皮肤清洁,注意观察皮肤状况,预防压疮的发生。

(八)使用 ACEI 的护理

遵医嘱正确使用 ACEI,ACEI 有较强的保钾作用,与保钾利尿剂合用时应特别注意。

(九)使用利尿剂的护理

遵医嘱正确使用利尿剂,并注意观察和预防其不良反应。主要不良反应是低钾血症,静脉补钾时每 500 mL 液体中氯化钾含量不宜超过 1.5 g,且速度不宜过快。另外,非紧急情况下,利尿剂的应用时间以早晨或日间为宜,以免夜间过频排尿而影响患者的休息和睡眠。

(十)使用洋地黄的护理

(1)洋地黄用药安全性很小,用量个体差异较大。

(2)洋地黄中毒最重要的表现是各类心律失常。

(十一)洋地黄中毒的处理

(1)立即停药。

(2)快速性心律失常者可选用苯妥英钠或利多卡因。

(3)血钾浓度低应补充钾盐,可口服或静脉补充氯化钾;并停用排钾利尿剂。

七、健康指导

(一)疾病知识指导

帮助患儿家属了解疾病的发生原因及变化过程。指导如何给患儿增加营养。

(二)康复指导

强调预防感染的重要性,严密监测洋地黄用药反应。

(三)出院指导

(1)预防感染。

(2)避免劳累。

(3)防止情绪激动。

(4)有先天性心脏病的患儿选择适当时机及时手术治疗。

(5)有些长期服用洋地黄药物者要注意防止发生心力衰竭。

(6)患病后及时治疗。

第四节　小儿急性感染性喉炎

急性感染性喉炎是由病毒或细菌等引起的喉部黏膜的急性炎症,多见于5岁以下的儿童,冬、春季发病较多。由于小儿喉腔狭小、黏膜下血管淋巴组织丰富,声门下组织疏松等解剖特点,患儿易出现犬吠样咳嗽、声音嘶哑、吸气性喉鸣伴呼吸困难,严重时出现喉梗阻症状,若处理不及时,可危及生命。

一、护理评估

(一)病史

询问发病情况,病前有无上呼吸道感染现象。

(二)临床表现

1.症状

(1)发热:患儿可有不同程度的发热,严重时体温可高达 40 ℃以上并伴有中毒症状。

(2)咳嗽:轻者为刺激性咳嗽,伴有声音嘶哑,较重的有犬吠样咳嗽。

(3)喉梗阻症状:呈吸气性喉鸣、三凹症,重者迅速出现烦躁不安、吸气性呼吸困难、青紫、心率加快等缺氧症状。临床将喉梗阻分为 4 度。

一度喉梗阻:安静时如常人,但活动(或受刺激)后可出现喉鸣及吸气性呼吸困难。胸部听诊呼吸音清晰,心率无改变。

二度喉梗阻:即使在安静状态下也有喉鸣和吸气性呼吸困难。听诊可闻喉鸣传导或气管呼吸音,呼吸音强度大致正常。心率稍快,一般状况尚好。

三度喉梗阻:吸气性呼吸困难严重,除上述表现外,还因缺氧严重而出现明显发绀,患儿常极度不安、躁动、恐惧、大汗,胸廓塌陷,呼吸音明显减低。心率增快,常>140 次/分,心音低钝。

四度喉梗阻:由于呼吸衰竭以及逐渐体力耗竭,患儿极度衰竭,呈昏睡状或进入昏迷,三凹征反而不明显,呼吸微弱,呼吸音几乎消失,胸廓塌陷明显,心率或慢或快,心律不齐,心音微弱,面色由发绀变成苍白或灰白。

2.体征

咽部充血,肺部无湿性啰音。直达喉镜检查可见黏膜充血肿胀,声门下黏膜呈梭状肿胀,黏膜表面有时附有黏稠性分泌物。

(三)社会和心理评估

评估患儿及家长的心理状态,对疾病的了解程度,家庭环境及经济情况,了解患儿有无住院的经历。

(四)辅助检查

了解病原学及血常规检查结果。

二、护理问题

(一)低效性呼吸形态

低效性呼吸形态与喉头水肿有关。

(二)舒适的改变

舒适的改变与咳嗽、呼吸困难有关。

(三)窒息

本病有窒息的危险与喉梗阻有关。

(四)体温过高

体温过高与感染有关。

三、护理措施

(一)改善呼吸功能

(1)保持室内空气清新,每天定时通风2次,保持室内湿度在60%左右,以缓解喉肌痉挛,湿化气道。

(2)适当抬高患儿颈肩部,怀抱小儿使头部稍后仰以保持气道通畅,体位舒适。

(3)二度以上喉梗阻患儿应给予吸氧。

(4)吸入用布地奈德混悬液＋肾上腺素用生理盐水稀释后雾化吸入,每天3～4次。以消除喉水肿,恢复气道通畅。

(5)指导较大患儿进行有效的咳嗽,当患儿剧烈咳嗽时,可嘱患儿深呼吸以抑制咳嗽。

(二)密切观察病情变化

根据患儿三凹征、喉鸣、青紫及烦躁的表现来判断缺氧的程度,及时发现喉梗阻,积极处理,避免窒息。如有喉梗阻先兆,立即通知医师,备好抢救物品,积极配合抢救。

(三)发热护理

监测体温变化,发热时给温水擦浴,解热贴敷前额,必要时按医嘱给予药物降温。

(四)提高患儿的舒适度

卧床休息,减少活动,各种护理操作尽量集中进行,避免哭闹。一般情况下不用镇静剂,若患儿过度烦躁不安,可遵医嘱用地西泮、苯巴比妥肌内注射或10%水合氯醛灌肠。因氯丙嗪及吗啡有抑制呼吸的作用,不宜应用。

(五)其他措施

(1)向患儿家长讲解疾病的有关知识和护理要点,指导家长耐心细致地喂养,进食易消化的流质或半流质,多饮水,不吃有刺激性的食物,避免患儿进食时发生呛咳。

(2)向家长说明雾化吸入的重要性,鼓励患儿配合治疗。

(3)避免哭闹时间过长,或因吸入有害气体或进食辛辣食物刺激、损伤喉部。

第五节 小儿支气管肺炎

支气管肺炎是累及支气管壁和肺泡的炎症,一年四季均可发病,北方多发生于冬春寒冷季节及气候骤变时。支气管肺炎是儿童尤其是婴儿常见的感染性疾病,是儿童住院的最常见原因,2岁以内儿童多发。

一、病因

(1)呼吸系统生理解剖上的特点。

(2)免疫系统的防御功能尚未充分发展。

(3)反复局部感染,病灶较大。

二、临床表现

(一)症状

(1)不规则发热。

(2)刺激性干咳。

(3)气促,呼吸加快。

(4)全身症状乏力等。

(二)体征

(1)呼吸频率加快,40~80次/分,吸气性凹陷及鼻翼翕动。

(2)口周、鼻唇沟及指(趾)端发绀。

(3)肺部早期啰音不明显,以后有中细湿啰音,集中于背部两侧下方及脊柱两旁。

三、辅助检查

(一)外周血检查

白细胞计数升高、中性粒细胞增多、C反应蛋白上升、降钙素原升高提示细菌感染,用药有效后迅速下降。

(二)病原学检查

细菌学检查、病毒学检查等其他病原学检查。

(三)胸部 X 线检查

肺纹理增强,透光度减低。两肺下野出现大小不等点状或小斑片状影。

四、治疗

小儿支气管肺炎治疗的目的是改善肺部通气、控制肺部炎症、根据所表现出来的症状对症治疗,积极治疗,防止并发症。

(一)一般治疗

室内空气要流通,注意隔离以防交叉感染,经常变换体位,以减少肺部淤血,促进炎症吸收。注意水、电解质的补充,纠正酸中毒和电解质紊乱,但要注意输液速度,过快可加重心脏负担。适当的液体补充还有助于气道的湿化。

(二)抗感染治疗

(1)明确为细菌感染或病毒感染继发细菌感染者应使用抗菌药物。

(2)抗病毒治疗:利巴韦林可口服或静脉滴注。若为流感病毒感染,可用磷酸奥司他韦口服。部分中药制剂有一定抗病毒疗效。

(三)对症治疗

1.氧疗

患儿烦躁、发绀或动脉血氧分压<8.0 kPa(60 mmHg)需及时吸氧,多用鼻前庭导管给氧,经湿化的氧气的流量为 0.5～1 L/min,氧浓度不超过 40%。新生儿或婴幼儿可用面罩、鼻塞给氧,面罩给氧流量为 2～4 L/min,氧浓度为 50%～60%。

2.及时清除鼻痂、鼻腔分泌物和吸痰

保持呼吸道通畅,改善通气功能,严重病例宜短期使用机械通气(人工呼吸机),接受机械通气者尤应注意气道湿化、变换体位和拍背,保持气道湿度和通畅。

3.补充钾盐

低钾血症者应补充钾盐。缺氧中毒性肠麻痹时,应禁食和胃肠减压。

4.糖皮质激素

糖皮质激素可减少炎症渗出,解除支气管痉挛,改善血管通透性和微循环,降低颅内压。

5.其他

高热患儿可用物理降温。

五、护理评估

(一)健康史

1.患儿患病及诊疗经过

询问有无天气变化、受凉等诱因,既往患病的诊断、治疗、护理的经过,服用过退烧、消炎、祛痰药的种类、剂量及效果。

2.目前状况

评估发热的热型及持续时间。咳嗽的程度与病情发展时期不同有关。有呼吸急促、精神不振、烦躁不安、呕吐、腹泻等全身症状表现。

3.相关病史

询问患儿家属,患儿有无呼吸系统的基础疾病,有无营养不良、维生素 D 缺乏性佝偻病等。有无先天性心脏病、免疫缺陷等相关疾病。

(二)身体评估

1.一般状态

评估患儿生命体征、营养情况,以及二便是否正常。

2.专科评估

患儿是否有发热、口唇发绀、吸气性凹陷等表现。肺部叩诊有无浊音或实音;听诊有无呼吸音变化、干湿啰音等。

(三)心理-社会评估

患儿产生焦虑哭闹,与环境陌生、父母分离有关。家属对小儿支气管肺炎发生、病程、预后及健康保健知识是否了解。

六、护理措施

(一)一般护理

保持室内空气新鲜,定时开窗通风,避免直吹或对流风。室温维持在18～

22 ℃,湿度以 60％为宜。

(二)饮食护理

宜给予易消化、营养丰富的流质或半流质饮食,多喂水。少量多餐,避免过饱影响呼吸。

(三)药物治疗与护理

重症患者不能进食时给予静脉输液,输液时应严格控制输液量及滴注速度,最好使用输液泵,保持均匀滴入。

(四)体位引流及护理

帮助患儿取合适的体位并经常更换,翻身拍背,防止坠积性肺炎。方法是五指并拢,稍向内合掌,由下向上、由外向内的轻拍背部。指导和鼓励患儿进行有效的咳嗽。按医嘱给予祛痰剂。

(五)并发症护理

最常见的并发症是心力衰竭、缺氧中毒性脑病。护士应严密观察病情。

(1)发热者应注意体温的监测,警惕热性惊厥的发生,并采取相应的降温措施。若患儿突然口吐粉红色泡沫痰,应考虑肺水肿,可给患儿吸入经 20％～30％乙醇湿化的氧气,间歇吸入,每次吸入不宜超过 20 分钟。

(2)保持呼吸道通畅,凡有缺氧症状,如呼吸困难、口唇发绀、烦躁、面色灰白等情况时应立即给氧。氧流量为 0.5～1 L/min,氧浓度不超 40％,缺氧明显者可用面罩给氧,氧流量 2～4 L/min,氧浓度 50％～60％。若出现呼吸衰竭,则使用人工呼吸机。

(3)抢救时患儿出现烦躁、嗜睡、惊厥、昏迷、呼吸不规则等,应考虑脑水肿、病毒性脑病的可能,应立即报告医师并配合抢救。若患儿病情突然加重,体温持续不降或退而复升,咳嗽和呼吸困难加重,面色青紫,应考虑脓胸或脓气胸的可能,及时报告医师并配合抢救。

七、健康指导

(一)疾病知识指导

帮助患儿家属了解疾病的发生、发展与治疗、护理的过程。向患儿家属讲解加强营养对疾病恢复的重要性。

(二)康复指导

指导家属教会患儿不随地吐痰,咳嗽时应用手帕或纸巾捂住嘴,尽量使痰飞沫不向周围喷射,防止疾病传播。

(三)出院指导

1.疾病预防指导

预防呼吸道感染、预防感冒、避免环境污染。

2.生活指导

鼓励患儿多活动,增强免疫力。

3.病情监测指导

向患儿家长讲解疾病的有关知识,让家长了解所用药物的名称、剂量、用法及不良反应。指导家长合理喂养,婴儿期提倡母乳喂养;多进行户外活动;注意气候变化,及时增减衣服,避免着凉,发生上呼吸道感染时应及时治疗,以免继发肺炎。

参考文献

[1] 张云.基础临床护理学[M].乌鲁木齐:新疆人民卫生出版社,2020.

[2] 栾彬,李艳,李楠,等.现代护理临床实践[M].哈尔滨:黑龙江科学技术出版社,2022.

[3] 张铁晶.现代临床护理常规[M].汕头:汕头大学出版社,2019.

[4] 潘莉丽,程凤华,秦月玲,等.基础护理学与常见疾病护理[M].哈尔滨:黑龙江科学技术出版社,2022.

[5] 刘淑梅.护理学基础与理论[M].长春:吉林大学出版社,2020.

[6] 黄俊蕾,赵娜,李丽沙.新编实用临床与护理[M].青岛:中国海洋大学出版社,2019.

[7] 于翠翠.实用护理学基础与各科护理实践[M].北京:中国纺织出版社,2022.

[8] 刘春梅.实用护理学临床应用与管理[M].南昌:江西科学技术出版社,2020.

[9] 刘梨,张月娟,龚志贤.针灸护理临床应用指导[M].武汉:华中科技大学出版社,2019.

[10] 伍海燕,贺大菊,金丹.临床护理技术实践[M].武汉:湖北科学技术出版社,2018.

[11] 刘萍.内科临床护理技能实践[M].汕头:汕头大学出版社,2019.

[12] 杜永秀.临床护理基础与操作规范[M].开封:河南大学出版社,2019.

[13] 张红芹,石礼梅,解辉,等.临床护理技能与护理研究[M].哈尔滨:黑龙江科学技术出版社,2022.

[14] 梁玉玲.基础护理与专科护理操作[M].哈尔滨:黑龙江科学技术出版社,2020.

[15] 贾雪媛,王妙珍,李凤.临床护理教育与护理实践[M].长春:吉林科学技术

出版社,2019.

[16] 徐秀娥.现代内科护理学研究进展[M].长春:吉林科学技术出版社,2020.

[17] 刘巍,常娇娇,盛妍.实用临床内科及护理[M].汕头:汕头大学出版社,2019.

[18] 蒙黎.现代临床护理实践[M].北京:科学技术文献出版社,2018.

[19] 高云凡.实用护理学临床应用与实践[M].北京:科学技术文献出版社,2020.

[20] 池末珍,刘晓敏,王朝春.临床护理实践[M].武汉:湖北科学技术出版
社,2018.

[21] 毕云霄.实用护理学技术[M].北京:中国纺织出版社,2020.

[22] 王玉春,王焕云,吴江,等.临床专科护理与护理管理[M].哈尔滨:黑龙江科
学技术出版社,2022.

[23] 吴欣娟,张晓静.实用临床护理操作手册[M].北京:中国协和医科大学出版
社,2018.

[24] 郑凤凤.临床妇产科护理指南[M].长春:吉林科学技术出版社,2019.

[25] 刘爱杰,张芙蓉,景莉,等.实用常见疾病护理[M].青岛:中国海洋大学出版
社,2021.

[26] 丁红玉.实用护理临床诊治技术[M].北京:科学技术文献出版社,2020.

[27] 马莉莉.实用临床护理指南[M].长春:吉林科学技术出版社,2019.

[28] 吕纯纯.儿科疾病临床护理[M].长春:吉林科学技术出版社,2019.

[29] 范春华.护理技能与临床实践[M].天津:天津科学技术出版社,2020.

[30] 张翠华,张婷,王静,等.现代常见疾病护理精要[M].青岛:中国海洋大学出
版社,2021.

[31] 王云霞,王瑞霞,王小霞.临床人性化护理在小儿热性惊厥中的应用效果
[J].临床医学研究与实践,2021,6(36):175-178.

[32] 赵晶晶,黄婧.系统护理对老年痛风患者生活质量的改善效果[J].中国现代
医药杂志,2022,24(11):77-78.

[33] 李新宇.循证护理在小儿腹泻护理中的应用效果[J].中国冶金工业医学杂
志,2022,39(6):730-731.

[34] 张爽,王鹰,郑艳慧.针对性护理在慢性胃溃疡患者中的应用价值分析[J].
中国医药指南,2022,20(34):135-137.

[35] 李彩红,杨红,刘琳.新型胸腔闭式冲洗管在慢性脓胸应用中的护理干预措
施及效果探讨[J].中外医学研究,2021,19(14):132-134.